연명치료 중단을 결정한 말기환자 가족의 경험

WITHDRAWING OF LIFE-SUSTAINING TREATMENT

연명치료 중단을 결정한 말기환자 가족의 경험

| 박 연 옥 지음

한국학술정보[주]

　의료기술의 발달은 건강한 상태로의 회복 이외에도 단순한 생명 연장에 그치는 연명치료까지 가능하게 하였다. 그러나 인간의 존엄성 회복이라는 차원에서 말기환자의 무의미한 연명치료의 중단이나 보류 문제가 제기되고 있다. 이는 실제 의료현장에서 법적 명시화는 되어 있지 않으나 이미 상당히 많이 시행되고 있으며 또 정당화될 수 있는 것으로 간주되고 있다(유호종, 2002; 고윤석, 2002; 손명세, 2001; Esteban 등, 2001). 그러나 치료중단이나 보류에 대한 충분한 논의와 합의가 되어 있지 않아 이를 결정해야 하는 의료진이나 가족들에게 있어 여러 갈등이 유발되고 있다. 또한 환자에게는 병의 상태에 대해 비밀로 하는 것이 관례로 되어 있고 치료중단 결정에 가족들만이 참여하고 있는 경우가 대부분이어서 윤리적, 법적으로 문제를 낳기도 한다.

　따라서 본 연구는 치유를 위한 치료를 포기하고 DNR(Do-Not-Resuscitation, 심폐소생술 금지) 결정 후에 가망 없는 퇴원을 준비하고 있는 말기 환자의 가족을 대상으로 연명치료 중단에 대한 가족의 경험을 규명해보고자 시도되었다.

　본 연구의 대상자는 경기도 소재 1개 대학병원에 입원치료를 받고 있으며 주치의가 환자의 치료가 더 이상 의미가 없다고 판단하여 연명치료 중단을 결정한 환자의 가족(주간호제공자)이다. 자료수집은 2002년 8월부터 2003년 5월까지 심층면접 방법으로 하였고 내용분석법으로 분석한 결과 6개의 주제와 39개의 경험내용이 도출되었다.

본 연구의 결과는 다음과 같다.

1. 연명치료 중단 결정 시 말기환자 가족의 경험은 연명치료 중단 결정 시기와 연명치료 중단 결정 후로 범주화되었다.

2. 연명치료 중단 결정시기의 경험에서는 연명치료 중단 결정요인, 결정과정, 결정 참여자가 주제로 도출되었고, 연명치료 중단 결정 후의 경험에서는 치료의 내용, 죽음수용, 예측된 상실반응의 주제가 나타났다.

3. 연명치료 중단 결정요인은 회복 가능성, 고령, 고통경감, 신체 손상, 의식수준, 부담감, 주변의견, 가족의 과거 경험, 환자 본인의 평소 희원이었다.

4. 연명치료 중단 결정과정은, 모두 의사가 먼저 권유하고 이를 가족이 합의하여 수용하였다.

5. 연명치료 중단결정 참여자는 의사와 가족, 친지들로 나타났고, 가족합의 과정에서 환자는 제외되었다. 간호사도 참여하지 않은 것으로 나타났다.

6. 치료의 내용에서는 치료중단 자체에 대한 갈등, 고통경감과 생명 단축 사이에서의 갈등, 계속되는 연명치료에 대한 분노, 병원에서의 기본간호에 대해서도 분노, 계속되는 치료를 거부하지 못함이란 경험내용이 나타났다.

7. 치료치 변화는 없었고, 치료결정에 의사 외에 다른 의료진의 참여나 환자, 가족의 의견은 반영되지 않는 것으로 나타났다.

8. 죽음수용에서는 죽음을 받아들이기까지의 준비기간 필요, 환자 자신이 죽음을 임박했음을 알고 있다고 생각, 환자 자신이 삶의 마무리를 잘 하기 바람, 환자에게 임종준비를 시키지 못함에 대한 죄책감, 고통없이 가기를 바람, 깨끗하게 가기를 바람, 모든 것을 다 소진함, 임종을 위해 가족이 모두 모임, 병원환경 및 면회제도에 대한 바람, 장례준비, 최선을 다 했다는 자기위안, 임종을 위한 의료진의 지지 필요의 경험내용이 나타났다.

9. 예측된 상실반응에서는 예상되는 이별로 인한 초조함, 자식을 앞세운다는 한탄, 환자의 치료 불이행 태도를 원망, 환자에 대한 연민, 자신의 처지 한탄, 지나온 생활을 회고함의 주제가 나타났다.

결론적으로 말기환자의 가족은 회복가능성이 없음을 주된 이유로 연명치료 중단을 결정하고, 의사가 권유한 것을 가족이 수용하는 형태이나 환자는 배제한 채 가족이 결정하였다. 연명치료 중단 결정 전후 치료내용의 변화는 없었고 가족들은 치료의 진행상황을 알지 못한 채 모든 의사결정을 의료진에게 맡기고 있었다. 연명치료를 무의미하다고 생각하나 이를 거부하지 못해 분노하고 갈등하고 있었으며 심지어는 기본 간호도 무의미한 치료로 생각하고 있었다.

가족들은 환자의 죽음을 수용하고는 환자 자신도 죽음이 임박했음을 알고 있다고 생각하면서도 환자와 함께 죽음을 준비하지는 못하였다. 그로 인해 죄책감을 느끼면서도 죽어간다는 말을 하지 못하고, 환자 스스로 죽음을 준비하고 존엄을 지키고 죽어가기를 바라고 있었다. 이러한 일련의 과정에서 가족들은 의료진의 지지와 환자와 가족이 함께 있을 수 있는 임종실과 면회제도를 원하였다. 환자의 죽음을 수용한 후 가족들은 초조함, 한탄, 원망, 죄책감, 자기연민, 회한, 회고 등의 예측된 상실반응을 경험하였다.

따라서 간호사는 연명치료 중단 결정요인, 결정과정, 결정 참여자, 치료의 내용에 대하여 잘 알고 의료팀간에, 환자 및 가족간에 의사소통의 주체가 되어야 한다. 이를 위해 간호사들은 고통완화, 고령, 신체손상을 근거로 연명치료 중단을 조장, 방조하는 일이 발생하지 않도록 감시하되, 환자가 존엄을 지키고 삶에 대한 정리를 하고 죽어갈 수 있도록 하는 옹호자의 역할을 하여야 한다. 간호사는 연명치료 중단 결정시기가 예측된 상실반응이 나타날 수 있는 시기라는 이해를 통해 간호중재를 하여야 하며, 죽음에 대해 환자와 가족이 함께 이야기할 수 있어야 한다. 환자가 인간의 존엄성과 위엄을 갖추고 죽음을 맞이할 수 있도록 임종실이나 가족실을 운영하고, 말기환자의 무의미한 치료에 드는 비용을 삶의 질을 향상하는데 전환하여 사용할 수 있는 호스피스 간호에 대한 제도적 장치를 마련하여야 한다. 또한 말기환자의 치료의 범위, 치료 중단의 범위 등을 환자, 가족과 협의하여 결정할 수 있어야 한다. 이를 위해 연명치료 중단에 대한 사회적 공감대가 형성되고, 윤리지침이 만들어지고, 법적 보장 위에서 연명치료 중단 규정이나 윤리위원회 등이 운영되어야 한다.

2008년 7월
저자 씀

|차례|

제1장 서 론

1. 연구의 필요성

의과학의 눈부신 발달은 치료의 개념을 건강한 상태로의 회복 이외에도 말기환자에 있어 단순한 생명연장에 그치는 경우까지도 의미하게 하였다. 이렇게 단순한 생명의 연장에 머무르는 치료를 연명치료라 할 수 있는데 이는 '환자의 주된 병적 상태를 바꿀 수는 없지만 생명을 연장하는 치료'로 정의할 수 있다(유호종, 2002). 이러한 치료 상황에서 치료 중단이나 보류를 결정하게 될 때 윤리적, 법적으로 많은 문제들이 발생한다. 이는 치료 중단이나 보류의 기준은 무엇이고, 어떤 치료를 중단하며 누가 결정에 참여하는가 하는 등의 문제이다(이윤성, 2001; Stein, 2001; McGuire, 2000; 박석건과 정유석, 1999; Cogliano, 1999; 황상익, 1998; Singer, 1998).

실제 의료현장에서 말기환자의 치료 포기와 중단은 법적 명시화는 되어 있지 않으나 이미 상당히 많이 시행되고 있으며 또 정당화될 수 있는 것으로 간주되고 있다(유호종, 2002; 고윤석, 2002; 손명세, 2001; Esteban 등, 2001). 외국의 경우 사전 의사결정서(advanced directives)나 사전 유언(living will)이 있어 환자가 미리 말기 상황에서 자기가 원하는 치료의 범위를 작성해 놓거나 임종 시 의료문제 결정에 있어 환자 자신이 못 하는 경우 자기를 대신해 줄 사람(power of attorney)을 정해 놓기도 한다(김일훈, 2001; 이윤성, 2001). 그러나 우리나라의 경우 이러한 사전 의사결정서나 사전 유언도 없을 뿐 아니라 누가 환자를 대신하여 의사결정을 하는가가 정해지지 않은 상태에서 법정 대리인이 될 수 있는 가족이 대신하고 있다. 그러나 치료 중단이나 보류에 대한 충분한 논의와 합의가 되어 있지 않아 이를 결정해야 하는 의료진이나 가족들에게 있어 여러 갈등이 유발되고 있다. 또한 환자에게는 병의 상태에 대해 비밀로 하는 것이 관례로 되어 있고 치료중단 결정에 가족들만이 참여하고 있는 경우가 대부분이어서 윤리적, 법적으로 문제를 낳기도 한다.

그러나 이미 이루어진 연구는 환자와의 사별 후 가족의 경험에 대한 것(김정희, 2002; 김성렬, 2001; Abbott 등, 2001; 장상옥, 2000; Steinhauser 등, 2000a)이거나, 가족의 부담감, 가족의 힘 북돋우기(Mok 등, 2002; 강성례와 이병숙, 2001)로 연명치료 중단을 결정하고 임종준비를 하는 가족들에 대한 연구는 없는 실정이다.

따라서 본 연구는 치유를 위한 치료를 포기하고 DNR 결정 후에 가망 없는 퇴원을 준비하고 있는 말기환자의 가족을 대상으로 연명치료 중단에 대한 가족의 경험을 규명해 보고자 시도되었다.

2. 연구 목적

본 연구는 말기환자의 연명치료 중단에 대한 가족의 경험을 탐구하는 탐색적 연구로 연구문제는 '연명치료 중단을 결정한 말기환자 가족의 경험은 무엇인가?'이다.

3. 용어정의

연명치료 중단(withdrawing of life-sustaining treatment)

연명치료란 '환자의 주된 병적 상태를 바꿀 수는 없지만 생명을 연장하는 치료', 혹은 '치료에 의해서 상태가 좋아지지 않는 환자의 상황이나, 치료에도 불구하고 영구적 무의식 상태나 집중적 의학적 치료에 의존해야만 하는 경우'를 지칭(유호종, 2002)한다. 중단이란 연명치료를 중단하는 것으로, 더 이상의 치료적 행위가 환자의 회복에 영향을 미치지 못하는 경우에 생명유지 장치를 철회하거나 더 이상의 치료적 활동을 보류하는 것으로, 생명유지에 직접적으로 영향을 주지 않는 치료를 중단하는 것과 생명유지에 영향을 주는 치료를 중단하는 것으로 나눌 수 있다(손명세, 1998).

본 연구에서는 환자가 회생 가능성이 없다고 생각되어 가족들이 DNR(Do-Not-Resuscitation)에 동의하고, 가망 없는 퇴원을 준비하는 경우를 말한다.

2장 문헌고찰

1. 말기환자의 연명치료 중단

인위적으로 생존 기간을 연장할 수 있는 의료기술의 발전은 치유가 불가능한 환자를 치료하는 상황에서 도덕적 사회적 갈등을 유발하고 있다. 오늘날 이들 환자들에 대해 의료인이 당면한 문제는 환자의 생명을 얼마나 오래 연장시킬 수 있는가에 있는 것이 아니라 환자의 생명을 연장시키기 위한 노력이 과연 합당한 일인가를 결정해야 하는 것이다. 회생이 불가능하다고 판단된 환자에게 단순히 생명유지를 위한 의료기술을 적용하는 것은 환자의 '의미 있는 삶을 연장'하는 것이 아니라 '고통을 받는 기간'을 연장하는 '무의미(futility)한 노력'일 수도 있기 때문이다(Singer, 1998; 허대석, 2001; Jonsen, 1994; Schneiderman, 1994).

본 장에서는 이러한 연명치료의 중단을 결정하는 의학적, 윤리학적, 법적 근거에 대해 살펴보고자 한다.

1) 의학적 근거

실제 임상 현장에서 연명치료 중단을 결정하는 데에 가장 중요한 것은 더 이상의 치료가 효과가 없다는 말기 상태에 대한 판단과 어떤 치료를 중단해야 하는가에 대한 구별이다.

Rubenfeld와 Crawford(1996)는 다기관 손상(Multiple Organ Failure)을 받은 골수이식(Bone Marrow Transplantation) 환자 중 인공호흡기를 달았던 398명을 후향적으로 검토하였는데 그중 한 사람의 생존자도 없었다는 결론에 도달했다. 그 결론으로 그들은 생명을 구할 수 있다는 가능성이 희박할 때 어떤 치료를 보류해야 하는가를 결정하는 것이 쉽지는 않으나 그래도 '398명'이라는 숫자는 치료중단에 동의할 충분한 근거가 되는 숫자라고 하였다.

Schneiderman, Jecker & Jonsen(2001)은 Rubenfeld와 Crawford(1996)의 연구결과에 대해 반박하였다. 그들이 100명 정도의 사례를 검토한 후에 그러한 치료가 무의미하다는 결론을 내렸다면 300명에 가까운 환자들이 죽기 전에 지속되는 중환자 치료에 따른 고통과 부담을 겪지는 않았을 것이라고 하였다. 또한 기꺼이 살린다는 희망을 가지고 공격적인 치료를 했으나 한 명도 살리지 못했다고 했을 때 악행금지의 원칙에 위배되지 않는가를 생각해 보아야 한다고 하였다.

그러나 McGee, Weinacker & Raffin(2000)은 이러한 제안에 반대를 하였는데 단순히 살아나지 못했다는 비율로만 치료중단을 결정하기는 어렵다고 하였다. Ewer(2001)는 말기로 진행되는 질병을 가지고 있는 경우에 '치료적 중재가 더 이상 합리적이지도 적절하지도 않을 때'라는 치료중단의 시점을 규명해야 한다고 하였다. 치료되지 않는 환자의 치료는 무의미할 뿐 아니라 감당할 수 없는 고통일 수도 있기 때문이다.

그러나 의학적으로 무익하다고 생각할 수도 있는 연명치료의 중단은 잠재적 학대를 가져올 수도 있다는 점에서 신중해야 한다. 노인이나 그 가족, 또는 사회적 약자에게 연명치료는 무익하다고 인식시키고, 무익하다고 이름 붙은 치료를 거부하도록 압력을 줄 수도 있기 때문이다(Cogliano, 1999). 따라서 간호사는 무익하다는 치료에 대한 정의를 잘 알고 가족에게 갈등을 이야기할 기회를 주고, 감정적 충격을 감소시킬 수 있도록 하여야 함을 강조하고 있다.

Schneiderman(1990)은 어떤 환자에게 어떤 치료가 무의미하다고 할지라도 가장 적절한 완화적, 지지적 돌봄은 계속되어야 한다고 강조하였다. Schneiderman(2000)은 또한 Helft, Siegler & Santos(2000)가 그의 연구에서 '무의미한 치료(futile treatment)'라는 용어 대신에 '무의미한 돌봄(futile care)'이라는 용어를 사용하였다고 지적하면서 어떤 특정한 '치료'가 무의미하다고는 판정해도 '돌봄'은 결코 무의미할 수 없다고 항변하고 있다. Jonsen(1994)은 의학적 무의미함을 잘못 이해하면 잠재적 간호를 제한할 수도 있으며, 실패, 좌절감은 환자를 포기하게 한다고 하였다. 무기력의 공포는 환자에게 죽음을 앞둔 마지막 며칠 동안에 공격적이고 부담스러운 과잉 치료를 제공할 수도 있다고 하면서 주의 깊은 연명치료나 치료중단의 판단이 필요하다고 하였다. 이윤성(2001) 또한 무의미한 치료를 중지하더라도 환자의 통증을 제거하거나 완

화하고 체온을 유지하며 수분과 영양을 공급하는 등의 보살핌(care)
은 계속되어야 한다고 하였다.

사망률을 예측할 수 있는 객관적 지표로 제시된 것들은 APACHE Ⅱ,
APACHE Ⅲ 점수와 MOF(다기관 손상, Multiple Organ Failure) 점
수가 있다. APACHE Ⅲ는 Knaus 등(1999)이 APACHE Ⅱ를 보완
하여 환자의 사망률을 예측할 수 있는 지표로 제시한 것이다. 생리
학적 점수, 신경학적 점수, 나이, 만성질환을 점수화하여 점수가 높
을수록 환자의 상태가 위중함을 의미한다. 이 점수는 무의미한 치료
를 판단하는 데에 도움을 주어 DNR 결정도구로서 유용하다는 평가
(구미지와 김명희, 2002; 방은치, 고신옥과 정재원, 1997; Goris 등,
1985)를 받고 있다.

MOF 점수는 Goris(1985) 등이 만든 것으로 환자들이 패혈증이
나, 다발성 외상 혹은 다른 원인에 의한 장기의 기능부전으로 사망
하는 것을 보고, 장기기능부전과 사망률과의 관계를 밝히고자 만든
도구이다. 7개의 장기(호흡기, 순환기, 신장, 간, 혈액, 위장관, 중추
신경계)의 손상 수와 기능부전 점수로 사망률을 예측할 수 있다(김
선옥, 1999; 방은치, 고신옥과 정재원, 1997; Knaus 등, 1991).

다음은 치료의 내용을 결정하는 일로, 말기환자에게 시행되는 연
명치료에는 인공호흡기, 신장 투석, 혈압상승제 투여, 인공영양과
수액치료, 항생제 치료, 진통제, 안정제 등이 있다. 이러한 치료 내
용에 따라 여러 형태의 치료중단이 있고 그 각각마다 정당성 여부
나 조건이 다를 수 있다. '심폐소생술을 하지 않음', '인공호흡기를
뗌', '수액이나 영양을 공급하지 않음', '투약을 중단함', '수혈을 중

단함', '투석을 중단함' 등 행위의 특성에 따라 치료중단의 정당성 여부가 갈린다고 볼 수 있다(고윤석, 2002; 유호종, 2002).

즉 치료의 내용에 따라 그 행위에 대한 도덕적 의미가 달라질 수 있다는 것으로 여러 가지 방식으로 분류될 수 있다. 첫째, '통상적인 치료와 비통상적인 치료'(Evans, 1991)의 분류는, 비통상적인 치료의 거부 혹은 중단은 도덕적으로 타당하다는 것이다. '통상적 / 비통상적(ordinary / extraordinary)' 치료라는 어휘는 특히 가톨릭에서 오랜 역사를 가진다. 가톨릭 윤리신학의 말기환자 치료중단 지침 내용은 1957년에 비오 12세가 의사들과의 담화에서 언급한 내용에 그 기초를 둔다. 비오 12세는 이 담화에서 말기환자에게 정상적인 간호행위라든가 영양공급 등 일반적인 치료수단을 사용하는 것은 의무적이지만, 특수한 수단의 사용은 비록 정당하기는 하지만 항상 의무는 아니라고 가르쳤다(이동익, 1999). 여기서 '비통상적 치료'란 많은 비용이 든다거나 통증이나 불편감이 따르거나 혹은 환자나 타인들에게 부담이 큰 데 비하여 치료가 성공할 것이라는 합리적인 희망이 없는 경우를 말한다(Harris, 1987). 보통 인공영양과 수액치료, 항생제, 진통제, 안정제 투여는 통상적인 치료로, 인공호흡기, 신장 투석, 혈압상승제 투여는 비통상적인 치료로 분류된다. 그러나 통상적 치료라는 것은 시대와 장소에 따라 내용이 달라질 수 있다(엄영란, 1994).

둘째, '선택적 / 의무적(optional / obligatory)'으로 치료의 내용을 나누기도 하였는데 이는 통상적인 것은 도덕적으로 의무적이며, 비통상적인 것은 도덕적으로 선택적으로 재구성될 수 있다고 하였다

(Beauchamp & Childress, 2001). 셋째, 행위의 목적과 환자의 부담 및 안위에 따라 '증상 완화적인 / 적극적인(palliative / aggressive) 치료'로 구분하는 것이다(엄영란, 1994). 증상 완화적인 치료는 대부분 통상적이며 도덕적으로 의무적이며, 적극적인 치료는 비통상적이며 도덕적으로 선택적이라고 받아들여지고 있다.

2) 윤리학적 근거

윤리이론은 도덕적 결단의 지침, 윤리적 판단의 기준으로 어떤 행위에 대한 설명과 정당화의 도구가 된다(Munson, 2001; 김일순과 포션, 1999). 윤리이론의 대표적인 것은 공리주의, 의무론, 덕윤리, 사회 정의론이 있으며 이에 따라 연명치료 중단을 살펴보고자 한다.

첫째, 영국의 철학자 밀(Mill, 1748-1832)과 밴덤(Bentham, 1806-1873)이 주창한 공리주의(김일순과 포션, 1999)는 유용성의 원칙 (principle of utility)을 기초로 한다. 이는 최대 행복의 원칙(greatest happiness principle)이라고도 하는데 '옳은 행위란 최대 다수에게 최대 행복을 산출하는 행위'이기 때문이라고 하였다. 또한 공리주의는 행위수용자에게 초점을 맞춘 것으로, 결과적으로 최대 행복이라는 것은 행위수용자에게 좋은가 아닌가 하는 것으로 판단되게 된다. 이때 행위수용자는 개인이 될 수도 있고, 집단이 될 수도 있다 (Munson, 2001; 김일순과 포션, 1999; Singer, 1991; Shannon & DiGiacomo, 1988). 따라서 연명치료 중단을 결정한다는 것은 환자의 생명을 단축시킬 수 있는 일이므로 행위수용자는 환자가 되며 정당화되기 위해서는 환자에게 최대 이익이 되는 것이 무엇인가를 가려야 한다. 그러나 다른 사람에 대한 이익 역시 고려해야 한다는 점에서 볼 때는 가족을 행위수용자로 볼 수 있다. 상당히 위험하게도 다수의 다른 가족의 이익을 위해서 말기환자의 연명치료를 중단할 수 있다는 결론을 도출할 수도 있다.

두 번째, 칸트(Kant, 1724−1804)의 의무론(deontology)적 입장에서는 마땅히 해야 할 의무감에서 선을 행하려 할 때만이 선이 된다. 여기서 나온 윤리원칙이 의료윤리를 다루는 데 유용하다. 이 윤리원칙은 결과가 어떠한 것이든 거짓말은 잘못된 것이며, 어떠한 경우에도 사람은 수단이 아니라 목적으로 다루어져야 하며, 행위는 보편적 법칙을 만들 수 있을 경우에만 옳고, 완전 혹은 불완전한 의무를 수행하기 위해서는 일정 권리가 인정되어야 한다는 것이다. 이를 연명치료 중단에 맞추어 보면, 환자에게 거짓말을 하지 말아야 하고, 완전한 인격체로 인정하기 위하여 말기 상태라는 것과 치료중단에 대한 것을 알려 주어야 한다. 그리고 이러한 상황은 모든 사람에게 적용되어야 하며, 이를 수행하기 위해서는 환자가 일정 권리, 즉 자기 의사결정을 할 수 있어야 된다는 것을 의미한다. 의식이 있는 환자가 행위자의 자율성으로 치료중단을 희망한다면 치료를 중단하는 것이 윤리적이라고 하는 것이다(Munson, 2001; 김일순과 포션, 1999).

세 번째는 영국의 철학자 로스(Ross, 1877−1971)에 의해 주창된 덕윤리(virtue ethics)로 공리주의와 의무론이 모두 윤리적 상황에서 지나치게 행위에 초점을 맞추었다는 것을 비판한다. 공리주의에서는 행위수용자의 이익을 위하여 무엇을 할 것인가를 묻고, 의무론에서는 우리의 의무가 무엇인가를 묻고, 이러한 질문에 대한 답으로 우리가 지켜야 할 규칙을 마련해 놓고 있다면, 덕윤리에서는 행위자의 미덕을 강조한다. 여기서 중요시되는 원칙은 진실의 의무, 배상의 의무, 감사의 의무, 정의의 의무, 선행의 의무, 자아발전의 의무, 악행금지의 의무가 있다(Munson, 2001; 김일순과 포션, 1999; Davis 등, 1997; Bandman & Bandman, 1995). 치료중단이 행위수용자에게 선이 된다면, 치료중단의 결과가 환자에게 해를 주지 않는다면, 희소성이 있는 의료자원을 무조건적으로 사용하지 않는다면, 환자에게 거짓말을 하지 않는다면, 윤리적으로 정당하다는 것이다.

네 번째는 롤즈(Rawls, 1921 - 2002)에 의해 주창된 사회정의론(theory of justice, 권리론)으로 여기에서는 행위자이든, 행위수용자이든 그들의 권리를 중요하게 생각한다. 롤즈는 개개인이 원초적인 입장에서 정의, 기회, 권력, 부와 같은 일차적 선을 갈망하고, 그들이 선택하고 동의한 절차가 공정하다면 공명정대할 것이라는 것이다. 이렇게 원초적 위치에 있는 사람들이 자신과 타인에 대한 의무가 있는데 자신이 의식불명이 되었을 때 자신의 이익을 지키기 위한 대책을 세우기 위해 타인의 간섭을 수용할 수밖에 없기 때문이다. 여기서 강조되는 원칙은 정의의 원칙과 온정적 간섭주의 원칙이다(Munson, 2001; 김일순과 포션, 1999, Bandman & Bandman, 1995). 여기에 따르면 연명치료 중단은 정의의 원칙이 요구하는 개인의 기본적 자유와 인간에 대한 절대적 존엄성을 파괴하지 않기 위해 시행한다면 정당하며, 타인의 권리를 위한 온정적 간섭주의 원칙에서는 가족이 결정하는 것도 정당하다는 것이다.

28

그러나 이러한 이론들이 갖는 양면성으로 해서 정당성 여부를 가리기는 쉽지 않아 의료현장에서 좀 더 실제적으로 접근하기 위한 방법으로 이러한 윤리이론으로부터 도출되고 정당화된 윤리원칙이 나왔다. 생명의료윤리에서 언급되는 윤리원칙은 학자에 따라 각기 다르게 분류되는데 자율성 존중, 악행금지, 선행, 정의의 원칙과 그 하위개념으로 정직, 신의, 성실성의 규칙을 포함하기도 하며 자율성, 진실성, 선행, 악행금지, 비밀보장, 정의, 성실성 등 7개의 원칙으로 분류하기도 한다. 의료윤리에서 보편적으로 다루어지는 것은 Beauchamp과 Childress의 4가지 원칙으로 다음과 같다(Beauchamp & Childress, 2001; Munson, 2001; 의료윤리 자료집, 1998).

　자율성 존중의 원칙(Principle of Respect for Autonomy)이란 개인의 자율성을 최대한 존중해 주어야 한다는 것으로 개인이 스스로 선택한 계획에 따라 자신의 행동을 결정하는 개인적 행동자유의 형태를 말한다. 병원에서 환자의 자율성을 존중하기 위해서는 환자의 자율적 의사가 무엇인지 알아야 하고, 의료진은 진료행위를 하기 전에 환자의 동의를 얻어야 한다. 이는 충분한 정보를 제공하고 환자의 동의를 얻어야 하는 것으로 치료중단도 환자에게 충분한 정보를 제공하고 환자가 자율적으로 결정하는 경우 윤리적으로 정당성을 찾을 수 있다.

　악행금지의 원칙(Principle of Non-maleficence)은 대상자에게 해가 될 행동을 피하도록 하는 것으로 의료행위에서 이중효과의 문제가 발생할 수 있다. 즉 환자를 위해서 시행한 치료가 부작용으로 인해 환자에게 해를 줄 수 있기 때문이다. 말기환자의 치료중단 시

호흡기를 제거하는 것이 환자의 죽음을 초래한다는 것에서는 악행이 될 수 있으나, 환자의 인간적 권리가 침해되는 것을 막는다는 면에서는 악행금지의 원칙에 해당될 수도 있기 때문이다. 치료중단의 결과가 환자에게 어떠한 영향을 미치는지를 검토해 보아 윤리적 정당성을 찾을 수 있다.

선행의 원칙(Principle of Beneficience)은 타인의 복지에 기여할 것을 요구하고 있다. 이는 환자를 위하여 좋은 일을 하도록 하는 것으로서, 해악이 되는 행위를 피하는 것을 넘어서 타인을 적극적인 행동을 취해 도우라고 하므로, 악행금지의 원칙 이상의 것을 요구한다. 즉 타인의 선을 적극적으로 증진시키라는 요구로서 온정적 간섭주의(Paternalism)로 알려져 있다. 온정적 간섭주의가 성립되자면 우선 무엇이 그 개인에게 선이 되는지를 알아야 하고 이에 근거하여 의료진은 환자를 간섭할 수 있다. 온정적 간섭주의에 근거한 선행의 원칙은 자율성 존중의 원칙과 상충할 수 있는데, 환자의 삶의 질을 위해 환자의 자율성을 무시하고 치료중단을 결정할 수 있는가 하는 것이다.

정의의 원칙(Principle of Justice)은 환자의 권리를 존중하고 공정한 치료를 부여받도록 하는 원칙이다. 이때 그 몫을 어떻게 나눌 것인가가 문제인데 사람들이 합의를 하여 규칙을 만들어 내고 그 규칙에 따라 분배한다면 그 결과는 모두 정의롭다는 것이다. 부족한 자원의 분배를 논할 때 분배의 정의(distributive justice)를 다루는데 치료중단의 경우 한정된 의료장비나 의료비용을 어떻게 분배하는가 하는 문제가 발생할 수 있다.

3) 법적 근거

생명의 회복이 불가능하게 된 시점에서 일정한 요건하에 생명유지 중단이 허용된다면 의사는 연명치료를 행하여야 할 의무가 없다고 할 수 있다. 문제는 이러한 경우에 의사가 모든 치료를 중단할 것인지 아니면 일정한 치료만을 중단할 것인지이다. 미국 법원은 생명구제 가능성이 없는 환자의 경우 인공호흡기 등의 생명유지 치료는 중단하여도 좋으나 그 외의 치료, 예를 들어 비경구적 영양공급, 감염예방을 위한 항생제 투여 등은 중지해서는 안 된다고 주장한다 (이윤성, 2001; 최재천, 1999).

1975년 미국의 고등법원(supreme court)에 기소된 Karen Ann Quinlan 사건(Munson, 2001; 이윤성, 1998)은 가족이 호흡기를 떼어 달라고 요구한 것을 의사가 거절하자, 환자의 아버지가 기소한 사건이다. 법원의 결정은 의사가 아닌 가족의 의견을 수용한 것으로 환자의 자기결정권(Patient Self-Determination Act)을 존중한 판결이라는 새로운 반향을 불러일으켰다(Munson, 2001; Pence, 2000; 이윤성, 1998). 자기결정권은 의학적 부권주의(medical paternalism)에 반해서 환자의 권리를 지지하는 새로운 문화를 낳았고 환자권리와 자율성이란 생명윤리 개념이 확산되게 되었다(Cogliano, 1999).

25세의 Nancy Cruzan은 1983년 교통사고로 심각한 뇌손상을 입고 영구적 식물 상태에 들어갔다. 사고 7년 후 부모는 회복가능성이 없다면 음식물 공급 튜브를 제거해 줄 것을 요청하였다. 병원은 이를 거부하였고, 법원에서는 '낸시가 깨어 있다면 음식과 수분 공급을 원치 않았을 것'이라는 증거가 있다며 튜브를 제거하라고 판결하였다. 이는 '원하지 않는 치료를 거부할 수 있는 환자의 권리'를 인정한 것으로 환자의 최대이익이 무엇인지를 생각해야 한다는 것이었다. 미주리 주는 이를 토대로 기존의 사전 유언법을 바꿀 법안을 통과시켜 줄 것을 촉구하였다. 새로운 법안은 36개월 이상 지속적인 의식불명 상태에 있거나 3인의 의사가 회복가능성이 없다고 판단한 경우 가족이 치료중단을 요청한다면 법적인 구제수단을 두도록 해야 한다는 것이었다(Munson, 2001; Pence, 2000).

86세의 Helga Wanglie은 1990년 호흡부전이 발생되어 기도삽관을 하고는 호흡기를 떼지 못하는 지속적인 식물 상태로 진단되었고 치료진은 호흡기를 떼자고 하였다. 환자는 사전 의사를 표시한 바가 없었고, 가족은 DNR에 동의하기는 했으나 오직 하느님만이 생명을 주관할 수 있다는 종교적 신념에 따라 모든 것을 지속하기로 요구했다. 병원은 치료의 지속이 무의미하다는 것과 환자에게 유익하지 않은 치료를 의사가 강압적으로 제공할 필요가 없다는 믿음으로 법원에 치료중단을 청원하였다. 그러나 법원은 후견인의 편을 들어 치료를 계속할 것을 명하였다. 이는 후견인의 결정권을 존중하고, 의사의 치료 의무를 강조한 것이다(이윤성, 1998).

반면 1983년 25세의 Elizabeth Bouvia는 자신의 의지로 병원에 입원하여 음식을 먹지 않음으로써 삶을 마감하고자 하였다. 담당의사는 강제급식을 시도하였고, 법원에서 의사의 치료 의무를 존중하여 강제급식을 허용하였다. 법원의 판결은 환자가 가망 없는 상태가 아니므로 개인의 자기결정권보다는 사회적 파장을 고려하여야 한다는 결정이었다. 그녀는 가족, 친구들이 방문하기는 하나 대부분의 시간을 침대에 누워 TV를 보면서 지내고 있다(Munson, 2001; Pence, 2000).

위 경우에서 미국법원의 판결에 중요한 영향을 미치는 것은 우선 환자의 회복 여부이고 다음은 환자의 의견이다. 지속적 식물 상태로 회복가능성이 없는 환자에게서, 가족이 연명치료 중단을 요청하였을 때, 사전 의사결정서가 없음에도, 환자의 평소 의견을 환자의 자기 결정으로 받아들여 치료중단을 허락하였다. 그러나 주치의사가 치료중단을 요구하고 가족은 계속 치료받기를 원한 경우에는 환자 가족의 의견을 받아들여 치료를 계속하도록 판결하였다. 또한 환자가 말기 상태가 아닌 경우는 환자의 자기결정권을 존중하기보다는 의사의 치료의무가 중요하다고 판단하여 계속 치료할 것을 명하였다<표 1>. 환자의 자기결정권, 후견인의 결정권과 의사의 치료의무가 대립되는 상황이다.

〈 표 1 〉 연명치료 중단에 대한 미국 법원의 판결

구분	Quinlan(1975)	Cruzan(1983)	Wanglie(1990)	Bouvia(1983)
환자 상태	영구적 식물 상태	영구적 식물 상태	영구적 식물 상태	의식명료 전신마비
치료중단 요구자	부모	아버지	의사	환자자신
요구된 치료중단	호흡기 제거	경구튜브 제거	호흡기 제거	경구영양 공급중단
수용여부	주치의가 거절	주치의가 거절	가족이 거절	주치의가 거절
법원의 판결	호흡기 제거	경구튜브 제거	치료 계속	치료 계속
결정근거	자기결정권 존중	자기결정권 존중	후견인의 결정권 존중	의사의 치료의무
사전 의사결정서	없음	없음	없음	없음

일본의 경우는 아직 명료한 사회적 합의가 없는 상태이고 법적으로도 명확하지는 않다. 하지만 치료행위의 중지는 무의미한 치료를 중단하여 인간으로서 존엄을 유지한 채 자연스럽게 죽음을 맞이한다는 '환자의 자기결정권 이론'과 무의미한 치료행위까지 행할 의무는 없다는 '의사의 치료의무의 한계'를 근거로 다음과 같은 요건일 때 허용이 되고 있다. 즉, 환자가 회복가능성이 없어 죽음을 피할 수 없는 말기 상태이고, 이를 의학적으로 판단하기 어려우므로 여러 명의 의사가 반복하여 진단한다. 환자 자신의 명확한 의사표시가 있거나, 없더라도 사전에 의사표시를 한 경우나 가족이 환자의 의사표시를 대신할 수 있다면 가능하다. 그럼에도 불구하고 치료중단이 환자 본인의 의사에 일치하는지 의심이 있는 경우에는 '환자의 생명유지를 중시'해야 한다고 하였다(이윤성, 1998).

무의미한 치료의 중단을 논하는 상황은 환자가 의사결정을 할 수 없는 경우가 대부분으로 외국의 경우 사전 의사결정서나 사전 유언이 있어 환자의 의견이 받아들여지고 있는 반면(김일훈, 2001), 우리나라는 사전 의사결정서나 사전 유언이 거의 없는 실정이다.

우리나라의 경우 법적으로 문제가 된 것은 연명치료 중단과는 다르지만 '보라매 사건'으로 대변되는 경우이다. 1998년 5월 15일 서울특별시립 보라매 병원에서 '의사의 의학적 충고에 반한 보호자의 퇴원요구'에 따라 환자를 퇴원시킨 담당의사에게 내려진 판결은 의학계에 커다란 충격을 던져 주었다. 그간 관례적으로 해 오던 의사 충고에 반한 퇴원에 대하여 1심에서 법원이 살인죄를 적용, 실형을 선고하였고 지난 2001 2월 2심 판결에서는 살인 방조죄로 집행유

예를 선고하였다(동아일보 2002년 2월 14일자). 법조계의 판결은 그간 관례적으로 해 왔다고는 하나 치료하면 살릴 수 있다는 환자를 의사의 단독 결정으로 퇴원하게 하여 사망에 이르게 했다는 데 초점을 두고 있다. 의학계는 이 판결에 대하여 크게 당황하여, 초기의 의견과는 달리 환자가 가망이 없는 상태였다는 진술로 의사의 살인죄를 면하게 하고자 노력하고 있다(이윤성, 2001). 이와 같이 기존의 익숙한 행위가 법의 판단대상이 되고 반성의 대상이 된다는 것은 이 행위가 윤리적으로나 법적으로 무언가 부족한 점이 있음을 의미한다고 하겠다(유호종, 2002). 최근 들어 이러한 사회적 관심과 현장에서 발생하는 윤리적 법적 갈등을 해결하기 위한 노력들을 하고 있다. 그간의 행위의 결함이 무엇인지 파악하고 기존의 행위 방식을 바꿔 윤리적으로나 법적으로 정당한 행위를 하기 위한 바탕을 마련하고 있다.

미국의학협회의 선언(1973)에 의하면 환자나 가까운 가족은 '생물학적인 사망이 임박했음이 명백하면 신체의 생명을 연장시키고 있는 비통상적인 수단을 중지' 할 수 있다. 즉 다음의 조건하에서는 치료의 중단이 도덕적으로 정당화된다는 주장이다. 신체의 생명이 비통상적인 수단으로 연장되고 있고, 생물학적 사망이 임박했다는 증거를 반박할 수 없고, 환자나 가족이 동의한 경우이다.

또한 미국의학협회는 치료중단 결정 시 공정하고 단계적인 접근 (fair process approach)을 통한 의사결정을 위해 다음과 같은 절차를 밟을 것을 권고하고 있다. 첫째, 심각한 의학적 문제가 발생할 경우, 어느 수준까지 치료할 것인가에 대해 환자, 보호자, 의료진

간에 미리 상의하여 합의(advanced directives)해 두는 것이 가장 바람직하다. 둘째, 환자, 보호자, 의료진 간에 치료의 목표에 대해서 병상에서 결정한다. 셋째, 환자나 보호자가 결정하기 어려울 때는 환자의 후견인(representatives), 환자가 자문을 구한 사람(consultant) 등이 의사결정에 참여하도록 한다. 넷째, 상기 절차로 합의에 이르지 못한 경우, 같은 의료 기관 내의 윤리위원회와 같은 조직에 의뢰한다. 다섯째, 윤리위원회의 결정을 의료진이 받아들이지 않을 경우, 동일 의료 기관 내의 다른 의사에게 의뢰할 수 있다. 그러나 환자나 보호자가 다른 의사로 바뀌는 것을 반대할 경우, 다른 의료 기관으로의 전원이 고려될 수 있다. 여섯째, 합의가 이루어지지 않고, 다른 의료 기관으로의 전원도 여의치 않을 경우 적극적인 개입은 불가능하다.

보라매 사건 이후 대한의사협회는 환자관리지침을 제정하고 대한병원협회에서는 각 의료 기관에 이 지침을 통보하고 병원윤리위원회 등을 설치할 것을 권고하고 있다(대병협기조 제99-45호 공문). 병원윤리위원회는 그 회의에서 내리는 결정이 어떤 강제력을 가지는 것이 아니며 현재 아무런 법적인 보호도 받지 못하는 임의기구 같은 것이다. 하지만 어느 정도의 절차적인 정당성은 확보할 수 있을 것이고 또한 윤리위원회를 거쳐 논의하는 동안 첨예한 이해관계 혹은 가치충돌이 상당부분 완화될 수 있는 기회를 가질 수 있을 것(박연옥, 고은정, 이이형과 소의영, 2001; 박석건과 정유석, 1999)으로 기대되기 때문이다.

대한의학회에서는 '소극적 안락사'라는 용어를 사용하여 논의조차 해보지 못하고 사회적 논란을 불러일으키긴 했으나 치료중단에 대한 의사윤리지침을 발표하였다(홍영선과 이경식, 2001). 이 지침에 따르면 치료중단 의사결정을 환자가 하거나 대리인이 환자의 의견을 반영하여 결정할 수 있다고 하였고, 객관적으로 무의미한 치료는 의사가 거절할 수 있고, 정신적 경제적 부담감으로 가족이 요구할 경우 이를 신중하게 논의하여야 한다고 제시하고 있다(유호종, 2002; 이윤성, 2001; 동아일보 2001년 11월 15일자).

2. 말기환자의 연명치료 중단에 대한 가족의 경험

Hanson, Danis & Garrett의 연구(1997)에 의하면 사별 후의 가족들이 경험하는 말기환자 간호에서 대부분 연명치료 결정에 대한 것은 만족한다고 느꼈으나, 의사소통과 통증관리가 부족한 것으로 판단된다고 하였다. 가족들은 고인이 죽기 전에 9%가 심폐소생술(Cardio−Pulmonary Resuscitation)을 받았고, 11%는 호흡기 간호를 받았고, 24%는 마지막 한 달 동안 집중치료실에서 치료를 받았고, 23%는 말기에 다시 의료진과 의사소통하는 기회를 얻지 못하였다고 응답하였다. 가족의 8%는 말기에 좀 더 치료받기를 원하였다고 18%는 좀 더 통증관리를 해 주었으면 좋았을 것이라고 응답하였다.

Abbott 등(2001)은 연명치료를 중단한 1년 후에 가족을 대상으로

한 연구에서 많은 가족들이 말기상황에서 집중치료실에서 치료를 받을 때와 치료중단을 결정해야 할 때 갈등을 느낀다고 하였고, 그 갈등은 의사소통, 기관, 의료진의 행동 등에서 온다고 하였다. 갈등은 가족 간이나, 의료진과의 관계에서 발생하며, 통증조절, 간호나 치료 제공 시 실험이라고 느껴져서, 의료진의 비전문적인 행동 때문에 생긴다고 하였다. 그러나 이러한 갈등은 개인과 가족요소, 기관요소, 의료진요소, 치료요소로 지지될 수 있다고 하였다. 개인적인 지지요소는 종교나 신념, 결정에 많은 가족이 관여하는 것, 사전 유언에 대해 미리 논의하는 것이었고, 기관요소는 대기실, 가족실, 대화실 등의 마련, 면회규정, 의료진의 변화로 나타났다. 의료진 요소로는 의사와의 특별한 관계유지, 좀 더 많은 정보, 간호사와의 관계이며, 치료적인 요소로는 '모든 것을 다했다.'라는 느낌, '이 병원은 최고의 병원이야.' 하는 병원의 우월성에서 특별한 결정을 했다는 것에서 지지를 받고 있는 것으로 나타났다.

　Mok 등(2002)은 홍콩의 말기환자의 가족의 힘 북돋우기에 대한 질적 연구에서 다음과 같은 결과를 도출하였다. 가족들은 관계유지, 정보, 지식, 기술의 제공, 자기가치 확인, 환자가 좋은 치료를 받고 있다는 확신을 가질 때 힘을 얻을 수 있다고 하였다. 이를 통해 나타난 결론은 신뢰관계, 보호자의 의무 수행, 환자의 죽음을 받아들이기, 자기 가치유지, 마음속의 평화라고 하였다.

　말기 상태에서 연명치료를 중단한다는 것은 죽음을 수용하는 것으로 Steinhauser 등(2000a)은 환자, 가족, 의료제공자들이 생각하는 '좋은 죽음(good death)'이란 질적 연구에서 좋은 죽음을 다음의 6

개의 영역으로 나눌 수 있다고 하였다. 6개의 영역은 통증과 증상 관리, 명확한 의사결정, 죽음에 대한 준비, 자기완성, 다른 사람에게 봉사하기, 인간적으로 대우받기로 나타났다. Steinhauser 등(2000b) 은 위의 연구를 바탕으로 말기환자에서 중요하게 고려되는 요소를 환자, 가족, 의사, 그밖에 다른 의료인들을 대상으로 조사하였다. 이 연구결과에 의하면 26개의 항목이 도출되었고, 4그룹 모두에서 중요하다고 생각되는 것은 통증과 증상완화, 죽음에 대한 준비, 자기완성, 치료에 대한 결정, '전인'으로 대우받기를 원함 등이었고, 그중 의사들은 별로 중요하게 생각지 않으나 환자들이 중요하다고 생각하는 것은 마지막까지 의식이 명확하기, 장례식 계획, 남은 가족에게 부담이 되지 않기, 다른 사람을 돕기, 신 안에 평화로움을 느끼기 등이다.

장상옥(2000)은 DNR을 결정한 중환자실 환자 가족을 대상으로 환자의 사별 후에 진행한 연구에서 가족들은 DNR 결정 후에 불안정, 울음, 아쉬움 등 예견되는 슬픔을 경험하고, 마음의 준비와 장례준비를 하는 것으로 나타났다. 특히 의료인에 대한 경험은 섭섭함, 만나기 힘듦, 아쉬움, 불신, 원망 등 부정적인 경험만이 나타났다고 하였다.

김성렬(2001)은 중환자실에서 DNR을 결정한 1일 이내의 환자 가족을 대상으로 질적 연구를 한 결과 가족들은 가족합의하에 환자의 평소 원에 따라, 고통경감, 인간다운 삶을 위해 DNR을 요구하고, 결정이 된 후에는 도리를 다하지 못했다는 죄책감과 괴로움을 느끼면서 죽음을 수용한다고 하였다.

김정희(2002)는 사별 가족 5명을 대상으로 한 연구에서 치료중단 결정 시 가족이 환자의 옹호자 역할을 하고 있고, 의료진의 일방적 통보로 치료중단이 결정되는 부적절한 의사소통으로 가족은 당혹감과 불신을 느끼고 있다고 하였다.

그러나 이들 연구는 대상자가 중환자실에서 DNR을 결정한 환자의 가족으로, 연구시점이 DNR을 결정하고 하루 이내이거나 사별 후로, 연명치료 중단을 결정한 가족을 대상으로 사별 전에 시행한 연구는 없는 실정이다<표 2>. 따라서 본 연구는 말기환자의 연명치료를 중단하기로 결정하고 임종준비를 하는 시점에서의 가족 경험을 규명하여 환자나 가족이 보다 긍정적으로 죽음을 받아들이고 생의 마감을 잘할 수 있도록 돕고자 시도된 것이다.

〈 표 2 〉 연명치료를 중단한 말기환자 가족의 경험

연구자	Hanson, Danis & Garrett (1997)	장상옥 (2000)	김성렬 (2001)		Abott 등 (2001)	Mok 등 (2002)
연구 대상	가족	가족	가족		가족	가족
면담 시점	사별 후	사별 후	DNR 결정 후 1일 이내		사별 후 1년	사별 후
연구 결과	의사소통 부족 통증관리 부족	예견된 슬픔 장례준비 의료진에 대한 부정적 경험	DNR 결정 전: 가족합의 환자 의견존중고통경감 인간권위가 위협 되는 삶의 종식 DNR 결정한 후: 죄책감 죽음수용	갈등인식: 가족 간 의료진 간 통증조절 실험적 처치 지지요소: 개인적 의료진적 기관적		힘 북돋우기: 신뢰관계 보호자의 의무수행 환자의 죽음수용 자기가치 유지 마음속의 평화

제3장 연구방법

1. 연구설계

본 연구는 심층면담에 의한 탐색적 연구이다.

2. 연구대상

이 연구의 대상자는 환자의 가족으로, 경기도 소재 1개 대학병원에서 입원치료를 받고 있는 30세 이상, 80세 미만의 성인으로, 주치의가 환자의 치료가 더 이상 의미가 없다고 판단하여 보호자에게 통보하고 보호자가 DNR에 동의한 후 가망 없는 퇴원(hopeless discharge)을 준비하는 환자의 가족 중 본 연구에 동의한 주 간호제공자를 대상으로 반 구조화된 면담지침서를 가지고 면담하였다.

3. 연구자의 준비

이 연구에 앞서 연구자는 질적 연구 방법론 강의를 6학점 들었으며 질적 연구의 철학적 배경 및 이론개발과 관련된 강의, 의료윤리 강의를 3학점씩 수강하였다. 또한 '심혈관계 중환자실 환자의 입원 경험', '죽어 가는 환자를 간호하는 간호사의 경험'이라는 제목의 질적 연구를 하였다.

4. 연구도구

연구도구는 말기환자의 연명치료 중단에 대한 가족의 경험을 묻는 반 구조화된 면담지침서를 사용하였다. 문헌고찰과 예비연구를 통해 확인된 주제들을 중심으로, 질병의 말기 진단 시점에서 연명치료를 중단한 후까지의 경험을 묻는 4개의 주 질문과 각 경험을 구체적으로 설명하는 하부 영역을 묻는 13개의 반 구조화된 면담지침서를 개발하였다<표 3>. 면담지침서의 타당도 검증을 위해 치료중단 환자를 간호한 경험이 있는 수간호사 3인에게 자문을 받아 문구, 어휘 등을 수정하였다. 최종 작성된 반 구조화된 면담지침서의 내용은 <표 3>과 같다.

<표 3> 가족의 경험을 묻는 면담지침서

주 질문	세부 질문
처음에 말기 진단을 받고 어떠셨습니까?	환자 상태를 듣고 어떠셨습니까? 더 이상의 치료가 효과가 없다는 얘기를 듣고 어떠셨습니까? 그래서 어떻게 하셨습니까?
치료중단을 어떻게 결정하게 되었습니까?	결정적인 요인은 무엇이고 어떤 과정을 거치고 누가 참여를 하고 그럴 때의 느낌은 어떠셨습니까?
결정한 지금의 느낌이 어떠십니까?	가장 힘든 건 무엇입니까 처치가 달라진 건 무엇입니까 의료진이나 가족의 태도가 달라진 것은 무엇입니까?
어떤 바람이 있으십니까	환자에 대해서 가족에 대해서 의료진에 대해서

5. 자료수집 방법 및 절차

1) 연구대상자의 윤리적인 고려

　대상자를 윤리적으로 보호하기 위하여 대상자에게 연구자의 신분을 밝히고 연구의 목적과 연구의 진행과정을 상세히 설명하고 동의를 구하였다. 면담 시 대상자의 동의를 얻어 면담의 내용을 녹음하였고, 면담내용은 연구 이외의 목적에 사용하지 않을 것과 개인의

사적인 상황은 비밀로 유지하며 자료의 익명성을 보장할 것을 확인 시키고 이를 준수하였다. 자료수집 도중에라도 대상자가 원하면 언 제라도 면담을 중단할 수 있음을 설명하여 대상자의 권리를 보호하 려고 노력하였다.

2) 자료수집 및 면담과정

본 연구의 자료 수집은 2002년 8월부터 2003년 5월까지 이루어 졌다. 자료 수집을 위해 연구대상 병원 간호부에 연구목적을 설명하 고 협조를 구하였다. 연명치료 중단 결정 경험을 파악하기 위한 자료 는 본 연구자가 환자의 가족을 주요 정보 제공자(key informant)로 하여 대상자와의 개별적인 심층면담과 관찰을 통해서 수집하였다. 그 외 치료중단을 결정한 환자의 특성을 파악하기 위하여 의무기록을 중심으로 환자의 인구사회학적 특성, 임상특성(진단명, 유병 기간, DNR 유지 기간, APACHE Ⅲ 점수(Acute Physiologic and Chronic Health Evaluation Ⅲ Score), MOF 점수(Multiple Organ Failure Score))을 분석하였다. 그 외 필요한 자료는 수간호사와 담당간호사 와의 면담을 통해 수집하였다. 또한 불확실한 부분을 확인하고 추가 되는 부분의 설명을 얻기 위해 필요 시 2차 면담을 하였다.

대상자와의 심층면담은 반 구조화된 면담지침서를 사용하였고, 대 상자의 동의하에 녹음을 하여 자료의 누락을 막았다. 심층면담은 대 상자의 경험세계에 들어가 그들의 솔직한 속마음을 알기 위한 것이 므로 대상자의 신뢰와 긴밀한 유대관계가 필수적이다. 따라서 병실을 미리 방문하여 일상적인 이야기를 하고, 필요한 도움을 주면서 얼굴을 익혔다가 다시 방문하여 면담을 하였다. 첫 면담 시에는 연구의 목적, 상세한 연구진행 과정, 비밀보장과 익명성, 원하지 않는다면 면담에 응하지 않아도 된다는 사실을 설명하였다. 면담내용에서 뜻이 모호하거나 참여자의 의도한 바가 불분명할 때는 다시 질문하여 대상자가 가진 분명한 의미를 확인하였다.

관찰에서는 대상자와 면담이 진행되는 동안 당시의 상황, 배경, 환자와의 상호작용, 연구자와의 상호작용, 간호사나 의사와의 상호작용, 대상자의 표정이나 몸동작 등을 관찰했다. 관찰내용이나 상황, 연구자의 질문 등은 (   )로 표시하여 기록하였다.

면담시간은 대상자가 환자간호에 지장을 받지 않는 시간을 이용하였고, 면담장소는 대화에 방해받지 않는 조용한 곳으로 병동의 수간호사 방이나 면담실을 사용하였다.

6. 자료 분석 방법

1) 경험에 관한 면접 내용은 Holsti(1969)와 김경동과 이온죽(1986)의 내용분석 방법(content analysis)을 기초로 하였다. 자료의 분석은 자료 수집과 함께 수행하였다. 대상자와의 면담 후 관찰내용과 녹음된 면담내용을 기록하고 서술된 전체 자료를 읽으면서 드러나는 주제(emerging theme)를 기록하고 영역화하였다.

구체적 단계는 다음과 같다.

1단계: 분석내용(unit of content)의 범주를 설정하는 단계로 본 연구에서 사용한 면접질문 영역으로 범주화하였다.

2단계: 분석단위(unit of analysis)를 규정하는 단계로 본 연구에서는 한 문장에서 한 문단으로 하여 전후 맥락을 포함시켰다.

3단계: 내용 단위별로 의미 있는 진술을 파악하고 유사한 경험끼리 모아서 주제를 확인하고 범주화하였다. 이 단계는 대상자가 말한 것이 무엇이며, 실제 의미하는 것은 무엇인지를 심도 있게 분석하는 과정이다.

2) 연구대상자와 환자의 인구사회학적 특성에 대한 빈도와 점수는 SPSS PC 10.0을 이용하여 산출하였다.

자료의 결과는 대상자의 경험에 대한 이해를 높이기 위해 대상자들의 경험을 대표할 수 있는 실례를 직접 인용하여 수록하였으며 직접 인용구는 글씨체를 달리하여 기록하였다.

제4장 연구결과

1. 연구대상자 및 환자의 특성

1) 연구대상자의 특성

면담에 응한 주 간호 제공자는 환자의 부인 3명, 남편 3명, 딸 3명, 아들 2명, 며느리 1명, 어머니, 아버지가 각각 1명이었다<표 4>. 이중 동거가 9명, 비동거가 5명으로 나타났다. 비동거 중 2명은 환자의 부모(환자가 결혼한 상태)이고, 3명은 환자의 출가한 딸이었다. 면담자가 배우자인 경우 평균연령은 64.6세이고, 자녀인 경우는 39.3세로 나타났다. 직업은 배우자인 경우 모두 무직이었고, 자녀 중 아들인 경우에만 직업이 있는 것으로 나타났다. 종교는 가톨릭이 3명, 개신교 2명, 불교 2명, 없는 경우가 7명이었다.

2) 환자의 특성

  환자는 여자 8명, 남자 6명으로 모두 14명이었고, 나이는 평균 58.9세, 진단명은 암이 10명으로 가장 많았고, 치료과정에서 뇌 저 산소증에 빠진 환자가 2명, 그 외 말기 신장질환, 간경변 환자가 각 각 1명이었다. 연명치료 중단 형태는 14명 모두 DNR에 동의하였고, 그중 11명은 가망 없는 퇴원을 하기로 결정하였다. 면담 후 7명이 퇴원하고 4명이 사망하고 타 병원으로 전원이 1명, 계속 입원 중인 경우가 2명이었다<표 5>.

〈 표 4 〉 연구 대상자의 일반적 특성

대상자	환자와의 관계	나이	직업	동거 여부	종교
1	남편	70	무	동거	가톨릭
2	부인	58	무	동거	무
3	부인	65	무	동거	불교
4	아들	44	자영업	동거	가톨릭
5	남편	70	무	동거	불교
6	아들	47	자영업	동거	무
7	아버지	65	무	비동거	개신교
8	어머니	65	무	비동거	무
9	며느리	32	무	동거	개신교
10	부인	47	무	동거	무
11	딸	42	무	비동거	가톨릭
12	남편	77	무	동거	무
13	딸	40	무	비동거	무
14	딸	31	무	비동거	무

    연명치료 중단 결정 참여자는 환자가 노인인 경우 자녀들과 환자
의 형제자매가 참여하고 환자가 젊은 경우 배우자가 환자의 형제와
상의해서 결정하는 것으로 나타났다. 이중 환자 본인이 연명치료 중
단 결정에 동의한 경우는 1건으로, 의식이 있는 환자 3명을 포함한
나머지 13명은 모두 환자 동의가 없었다. 동의서 작성은 배우자가
있는 11명 중 배우자가 작성한 경우는 5명이고, 아들이 작성한 경
우가 6명으로 나타났다. 배우자가 없는 3명에서는 아들이 작성한
경우가 2건, 다른 한 건은 아들이 미성년이어서 출가한 딸이 작성
한 것으로 나타났다<표 5>.

〈표 5〉 환자의 특성 및 연명치료 중단 결정형태

환자	성별	나이	진단명	연명치료 중단 결정형태	면담 후 상태	결정 참여자	동의서 작성인
1	여	67	천식, 뇌 저산소증	가망 없는 퇴원	퇴원	남편, 자녀	남편
2	남	61	말기신장질환	DNR	퇴원	부인, 자녀	부인
3	남	67	폐암	가망 없는 퇴원	사망	부인, 자녀	아들
4	여	71	폐암	가망 없는 퇴원	사망	자녀	아들
5	여	66	췌장암	가망 없는 퇴원	퇴원	남편, 자녀	아들
6	여	67	고관절 골절 뇌 저산소증	가망 없는 퇴원	퇴원	남편, 자녀, 환자의 형제	아들
7	남	41	간경변	DNR	사망	부인, 부모	부인
8	남	31	신장암	가망 없는 퇴원	퇴원	부인, 부모	부인
9	여	59	당뇨, 담낭암	가망 없는 퇴원	전원	자녀	아들

환자	성별	나이	진단명	연명치료 중단 결정형태	면담 후 상태	결정 참여자	동의서 작성인
10	남	49	폐암	가망 없는 퇴원	입원 중	부인, 형제	부인
11	여	66	자궁경부암	가망 없는 퇴원	사망	남편, 자녀	아들
12	여	74	담낭암	가망 없는 퇴원	퇴원	남편, 자녀	아들
13	남	65	폐암	DNR	입원 중	부인, 자녀	아들
14	여	59	폐암	가망 없는 퇴원	퇴원	자녀	딸

  연명치료 중단 결정 시 유병 기간은 평균 31.5개월로 1년 미만이 7명, 1년에서 3년 미만이 3명, 5년 이상이 4명이었고, 의식 상태는 혼수가 3명, 혼동 상태가 2명, 기면 상태가 5명, 명료한 상태가 4명이었다. 명료한 상태 4명은 모두 암 환자였다. 전체 환자의 APACHE Ⅲ 점수 평균은 60.57점이었고, 중환자실에 입원한 환자의 APACHE Ⅲ 점수는 72점, 121점, 145점으로 평균 112.7점이었다. MOF 기관 수는 평균 2.86개이고, 기관 손상 점수는 3.36점으로 나타났다. DNR 유지 기간은 평균 27.9일이었으나, 이중 1일에서 5일이 5명, 6일에서 10일이 3명, 11일에서 15일이 1명, 30일 이상이 5명으로 사망이 임박해서 DNR 동의서를 받거나 암 환자의 경우 항암치료가 실패했을 때 동의서를 받는 것으로 나타났다<표 6>.

<표 6> 연명치료 중단 결정 시 환자의 임상적 특성

환자	유병 기간 (개월)	의식 상태	APACHE Ⅲ 점수	MOF 기관 수 / 점수	DNR유지 기간(일)
1	4	혼수	145	3 / 3	12
2	96	기면	72	4 / 5	36
3	4	기면	57	2 / 2	8
4	6	기면	60	3 / 3	2
5	19	혼동	43	3 / 3	103
6	1	혼수	53	2 / 2	2
7	120	혼수	121	6 / 10	2
8	72	명료	54	4 / 4	3
9	24	기면	38	1 / 2	74
10	19	명료	36	2 / 2	30
11	70	기면	69	3 / 4	75
12	4	명료	56	3 / 3	2
13	1	명료	44	4 / 4	10
14	1	혼동	26	0 / 0	7

* APACHE Ⅲ : Knaus 등(1991) * MOF: Goris 등(1985).

연명치료 중단 결정 전후 치료내용 변화는 혈압상승제 사용은 7
명이 사용하고 있다가 연명치료 중단 결정 후에는 5명이 계속 사용
하였고, 2명의 경우 점차 줄여 나갔고, 호흡기는 연명치료 중단 결
정 전에 6명이 부착하고 있었는데 연명치료 중단 결정 후에도 계속
부착하고 있었으며, 한 명의 경우는 연명치료 중단 결정 후에 호흡
기를 부착한 것으로 나타났다. 투석은 1명이 하고 있었는데 연명치
료 중단 결정 후에도 계속하였다. 수혈은 연명치료 중단 결정 전에

는 2명이 하고 있었는데 한 명은 중단하였고, 나머지 한 명은 혈색소 검사를 하면서 필요시 계속 수혈을 하는 것으로 나타났다. 항생제는 1명을 제외한 13명 모두에게 투여되었고, 위관 영양, 주사 영양 역시 모두 계속 투여되었다. 안정제는 2명, 진통제는 10명에게서 계속 사용되는 것으로 나타났다<표 7>.

〈표 7〉 연명치료 중단 결정 전후의 치료내용 변화

치료내용	치료중단 결정 전(명)	치료중단 결정 후(명)
혈압상승제	7	5
호흡기 부착	6	7
수혈	2	1
투석	1	1
항생제	14	13
위관영양	2	2
주사영양	14	14
안정제	2	2
진통제	10	10

2. 연구대상자의 경험내용

말기환자의 연명치료 중단에 대한 가족의 경험은 말기진단 시, 연명치료 중단 결정 시, 연명치료 중단 결정 후의 느낌 및 바람의 4개의 주 질문과 13개의 세부 질문으로 이루어진 반 구조화된 면담지침서를 가지고 심층면담을 통하여 수집하였다. 면담자료는 내용분석법(content analysis)을 이용하여 분석하였다. 그 결과 6개의 주제에 39개의 경험내용이 도출되었고, 이는 본 연구의 면접 질문의 범주인 연명치료 중단 결정시기의 경험과 연명치료 중단 결정 후의 경험으로 범주화하였다. 연명치료 중단 결정시기의 경험에서는 연명치료 중단 결정요인, 연명치료 중단 결정과정, 연명치료 중단 결정 참여자의 주제가 나타났다. 연명치료 중단 결정 후의 경험에서는 치료의 내용, 죽음수용, 예측된 상실반응의 주제가 나타났다<표 8>.

〈 표 8 〉 **연명치료 중단을 결정한 말기환자 가족의 경험**

범주	주제
연명치료 중단 결정시기의 경험	연명치료 중단 결정요인
	연명치료 중단 결정과정
	연명치료 중단 결정 참여자
연명치료 중단 후 결정 후의 경험	치료의 내용
	죽음수용
	예측된 상실반응

다음에 범주와 주제별로 경험내용을 진술하였다. 연구대상자의 경험에 대한 이해를 돕고자 대상자의 말 그대로를 글씨체를 달리하여 진술하였고, 이해를 돕고자 경험에 대한 사례 다음에 환자의 성별, 나이, 면담자를 기술하였다.

1) 연명치료 중단 결정시기의 경험

　연명치료 중단 결정시기는 말기진단을 받고 초기에는 치유에의 희망을 가지고 치료를 받다가 차도가 없자 치료에 대한 회의로 치료를 포기하고, 이어서 연명치료 중단을 결정하는 때로, 연명치료 중단 결정요인과 결정과정, 결정 참여자가 주제로 나타났다.

(1) 연명치료 중단 결정요인

　연명치료 중단 결정요인의 경험내용은 여러 병원을 전전함, 치유될 수 없음, 치료의 한계를 느낀다는 회복가능성, 천명을 다함(고령), 환자를 돌보는 부담감, 치료비에 대한 부담감, 환자 및 가족의 고통경감, 환자의 신체가 손상됨, 의식이 없음, 가족의 과거 경험, 환자 본인의 평소 희원으로 나타났다<표 9>.

〈표 9〉 연명치료 중단 결정시기의 경험: 연명치료 중단 결정요인

주제	경험내용
연명치료 중단 결정요인	회복가능성이 없음
	천명을 다함(고령)
	환자를 돌보는 부담감
	치료비에 대한 부담감
	환자 및 가족의 고통경감
	환자의 신체가 손상됨
	의식이 없음
	가족의 과거 경험
	환자 본인의 평소 희원

① 회복가능성이 없음

처음 말기 진단을 받고 회복가능성이 없다는 말을 수용하기까지 가족들은 진단을 확인하기 위해, 혹은 치유에의 희망을 가지고 더 좋은 병원을 찾아서 여러 병원을 전전하는 것으로 나타났다.

영감이 ○○대를 (애)원을 해서 ○○대에 사위 외사촌 이모가 의사를 해서 그리 가려는데 이틀 동안 기다리는데 자리가 없다고 해서 기다리는데, 본인은 무진 기다리는데 이리로 오게 됐어요.

(사례 3 남자 67세 - 부인)

그래서 주위에서 여기 가 봐라, 저기 가 봐라 해서 다녀도 보았는데, 여기서 내리 치료를 했기 땜에 혜택도 받는 게 낫다 싶기도 하고, 어떤 병원에서는 받아 주지도 않고, 그래도 ○○○ 병원에서는 받아 주더라구요.

(사례 10, 남자 49세 - 부인)

1%의 가망성이라도 있다면 해보자 하는 바램으로 ○○의료원으로 갔어요. 거기서도 마찬가지로 결과가 똑같았어요.

(사례 13, 남자 65세 - 딸)

또한 여러 가지 질병을 가지고 있다가 뇌손상이 오고, 치료해도 차도가 없자 치료의 한계를 느껴 중단 의사를 보이는 것으로 나타났다.

이렇게 치료를 하는 건, 두 가지를 생각할 수가 있는데 약물로 생명을 연장하는 건 끝이 있어야 될 걸로 보아요. 3개월이 가도 변화가 없고, 뇌가 80% 정도는 상했다고 하고, 호흡도 불가하잖아요.

(사례 1, 여자 67세 - 남편)

근데 인제 아버지 같은 경우는, 아버지도 지금은 그 어느 한계가 있는 것 같더라구요. 인제 엄마가 더 이상 치료할 필요가 없고, 인제 소생도 못 하시고 결국은 임종만 바라보고 계신다는 고 관점에서는요.

(사례 11, 여자, 66세 – 딸)

우리 아래 남동생이 거의 엄마 병을 다 기록하다시피하고, 굉장히 열심히 간호를 했는데, 그게, 그 끝까지 치료를 하겠다 그런 식으로 했는데 지금 저희 남동생이 꺾이드라구요. 지난주에 드디어 꺾이드라구요.

(사례 11, 여자, 66세 – 딸)

수술이나 어떻게 해볼 방법이 있다면 해보겠지만 가망 없단 얘길 듣고는, 이제는 고통 없이 잘 돌아가시게 해드리고 싶었어요.

(사례 13, 남자 65세 – 부인)

결국은 주치의의 치유될 수 없다는 말을 수용하게 되는 것으로 나타났다. 이 치유될 수 없음이 가족이 말기환자의 연명치료 중단을 결정하는 가장 큰 요인으로, 가족들은 무엇보다도 치유 가능성이 희박하다는 의학적 견해를 수용하는 것으로 나타났다.

어느 날 의사선생님이 그러시더라구요. 해도 별 소용이 없다. 지난번에 심장마비가 왔을 때 돌아가신 거다.

(사례 2, 남자 61세 – 부인)

치료는 안 되는 것 같고, 다른 것도 아니고 암인데 고치겠어요? 아들이 의사인 사람도 못 고쳤는데.

(사례 5, 여자 66세 – 남편)

의사로부터 설명을 들을 때 희박하다고 들었는데 저 상태에서 깨어나도 수술을 못 한다고 하니, 어제 늦게는 뇌사상태처럼 얘기하던데……
(사례 6, 여자 67세 - 아들)

근데 그분이 기능이 다 됐었다, 이젠 더 해도 안 된다 하더라구요. 그리고 살 가망이 1%도 없다고 하니 이래 치료 받아 뭐 하겠어요.
(사례 7, 남자 41세 - 아버지)

결정적인 거는 치료가 안 된다는 거지요.
(사례 8, 남자 31세 - 어머니)

회복가능성이지요. 의사선생님이 회복가능성이 없다고 하니까 결정했어요.
(사례 14, 여자 59세 - 딸)

② 천명을 다함(고령)

고령으로 사망하는 것은 자연의 순리로, 인간에게 '자연'은 모든 다른 질서 이전의 것으로 마땅히 받아들여져야 할 것으로 여겨지고 있어, 나이가 많은 경우 비교적 쉽게 연명치료 중단을 결정하는 것으로 나타났다. 여기에 속한 환자들의 평균 연령은 66.3세로 나타났다.

이 사람은 올 때까지 왔고, 살 만큼 살았다고 생각해요. 명이 여기까지구나 생각되기도 하고.
(사례 2, 남자 61세 - 부인)

암이고, 그동안 다른 병도 많이 앓았어요. 그리고 연세도 있으시잖아요. 칠십이 넘었는데 사시면 얼마나 더 사시겠어요. 치료를 하는 게 무리지.
(사례 4 여자 71세 - 아들)

글쎄, 뭐, 이러고 있다가 죽기를 기다리는 거지요. 병이 한 가지도 아니고, 나이도 먹을 만큼 먹었고, 편안히나 가야지…… 글쎄, 뭐, 느낌이 있겠어요. 나이 먹어서 죽는 거,

(사례 5, 여자 66세 – 남편)

또 심장마비가 올 수도 있다고 해서, 제 명대로 보내드리는 게 낫지 않는가 싶지요.

(사례 6, 여자 67세 – 아들)

③ 환자를 돌보는 부담감

환자를 직접 간호하는 부담은 면담인이 부인인 경우에는 나타나지 않았고, 남편, 딸, 며느리의 경우에만 나타나 우리나라 가족의 역할에서 돌보는 활동을 대부분 여자가 담당하는 것을 재확인할 수 있었다. 즉 부인이 간호하는 경우 본인이 기꺼이 해야 할 일로 받아들여 부담으로 느끼고 있지 않았고, 남편의 경우는 자식이 지어야 할 짐으로 생각하고, 딸이나 며느리의 경우 직접 지어야 할 짐으로 생각하고 부담감을 느끼는 것으로 나타났다. 딸이나 며느리의 경우 가사와 간병을 함께한다는 점에서 부담스럽게 느끼는 것으로 나타났다. 또한 통증조절이 되지 않음을 부담으로 느끼고 있었다.

게다가 간병할 간호사가 있어야 하고, 의료기기 사용 지식 및 의료상식 등으로 이러한 것이 우리로서는 할 수가 없고, 처음에는 갖추고 가려고 했는데 그런 게 있어, 호흡기는 안 가지고 가기로 했지요. 기계적으로 생명을 연장한다는 건 어차피 마찬가지인데 차라리 병원에 있는 게 낫지, 집에 가면 식구들만 볶는 게 되겠다 싶었지요.

(사례 1, 여자 67세 – 남편)

아버지 돌아가시고 고생 많이 하셨지요. 그리고 병도 한두 해 아니고, 벌써 20년 전에 자궁암으로 수술하고, 자궁 들어내고, 그동안도 고생 많이 하셨지요.

(사례 4 여자 71세 — 아들)

아프게 된 게 당뇨 측정도 제대로 못 하고, 여기는 전문이니까 제대로 하잖아요. 큰돈 드는 것도 아니고, 사는 데까지 이러고 연명하는 거지요. 깨끗이 있다 죽으면 좋은데, 가족에게 짐이 되잖아요.

(사례 5, 여자 66세 — 남편)

양쪽에 호스도 다 몇 개씩 달고 그러고 어찌 집으로 가겠어요.

(사례 11, 여자, 66세 — 딸)

환자가 아프단 소리 않고 조용히 자고 하면 보호자가 쉬기도 하고 하는데 눈만 팔면 딴 짓하고 주사 잡아 빼고, 이러니 힘들지요. 지난번에도 이틀 동안이나 몸살을 했어요. 밤에 잠이라도 자면 좋은데 잠도 안 자지, 계속 깨어 있으니까 쉴 수가 없어요.

(사례 5, 여자 66세 — 남편)

집에서 투석도 하고, 이것저것 손이 가는 게 많잖아요, 간호하는 데. 지금은 어머니가 의식도 없이 저러고 계시니까 조금 보기가 낫지요, 아니면 힘들잖아요.

(사례 9, 여자 58세 — 며느리)

애들이 어린데 애들을 맡기고 와 있는 게 마음이 쓰이지요. 그래 선생님이 먼저 00의료원 얘기를 해서 그리 가려고 준비하고 있어요. 지금 격리실에 있는데 그것만 해결이 되면 가려고 해요. 그럼 집도 가깝고,

(사례 9, 여자 58세 — 며느리)

간호사 분들이 다 해 주시고 보호자들이 하는 건 없어요. 근데 여긴 그렇지가 않으니까 힘들지요. 지금 방금도 혼자서 대변본 거 치우는데, 혼자서는 힘들잖아요.

(사례 11, 여자, 66세 - 딸)

집에서는 주사를 놔 드릴 수도 없고. 먹는 약은 소용도 없어요. 집에서는 감당이 안 되지요.

(사례 13, 남자 65세 - 딸)

④ 치료비에 대한 부담감

경제적으로 여유가 있어도 중환자실 입원비나, 집에서 호흡기 간호를 하는 데 드는 비용에 대한 부담을 표현하고 있었고, 여유가 없는 경우에는 가족이 사는 집의 규모를 줄여서 치료비를 내야 하는 부담감을 표현하고 있었다. 그리고 딸의 경우 부담스런 마음이 드는 것을 죄스러워하고 있었다.

처음에는 가정용 호흡기를 달고 가라 해서 가정용 호흡기를 알아보았는데 그도 경비가 만만치 않더라구요. 한 1,000만 원 이상, 고가의 장비입니다. 결과가 뻔한 걸 알면서 막대한 경비를 들일 수가 있는가 싶었지요.

(사례 1, 여자 67세 - 남편)

집도 4,500만 원 전세로 있는데 병원비 1,500 예산하고, 집 보러 다니고 있어요. 이사라도 하고 치료비 갚고, 그래야지 어떻게 하겠어요. 이런 거는 국가적으로도, 가정적으로도 손해예요. 본인을 보아서도 그렇고, 가족을 보아서도 그렇고, 국가를 보아서도 그렇고.

(사례 2, 남자 61세 - 부인)

혹시 아버지는 경제적인 걸 생각해서 퇴원하자고 하실지도 모르겠지만 그 정도 경제 능력은 있지요.

(사례 6, 여자 67세 - 아들)

아마도 병원비 부담으로 그러시는 거 같아요. 사실 진료비 부담도 있었어요. 아버님 걱정을 먼저 해야 하는데 병원비 걱정을 할 때는 '아, 이건 아닌데' 하는 생각도 했지요. 부담이 심하면 가족들도 포기할 수 있겠구나 싶었지요.

(사례 13, 남자 65세 - 딸)

가족들에 의하면 의사들은 DNR 권유 시 신체손상에 대한 설명 외에도 중환자실로 가거나, 호흡기를 부착하게 되면 치료비가 더 들어 부담이 될 것이라고 이야기를 하는 것으로 나타났다.

중환자실 가서 호흡기 달고 하면 더 힘들고, (치료비) 부담도 더 되고 하니 그냥 있으라고 하더라고요.

(사례 3 남자 67세 - 부인)

또 연구 대상자가 배우자인 경우 자식에게 치료비로 인해 짐을 지우는 것 같아 부담감을 느끼고 있었다.

있는 사람이야 가능해요. 네 벌었으니 이만큼은 쓰고 가라 하면 되지요. 근데 우리 같은 사람은 애들이 부모의 짐을 맡아야 하니 그도 할 짓이 못 되지요.

(사례 2, 남자 61세 - 부인)

그래 방이라도 옮기자, 약값이야 들어도 어쩔 수 없지만 애들 부담이 너무 되잖아요. 돈이 많은 것도 아니고 아이들도 다 직장 다니고 애들 부담이 많이 가니까 자식들한테 죄를 짓는 게 되는 것 같아 부담스럽더라구요.

(사례 3 남자 67세 - 부인)

⑤ 환자 및 가족의 고통

가족들은 환자가 무의식 상태에서 보이는 반응이 고통을 느끼는 것이라고 생각하고 있으며, 치료가 병의 차도는 없이 고통만 주어 치료중단을 결정하는 것으로 나타났다.

치료가 생명은 주지 않고 고통만 주는 게 더 이상 할 수가 없구나 싶었고, 차도는 없고 고통만 주는 게 안타깝고 애처롭기만 합니다.

(사례 1, 여자 67세 - 남편)

그래 밥이 들어가면 배도 아프고 하는데 양손을 다 묶어 놨으니, 아프면 지 손으로라도 배를 이래 쓸고 하면 좋을 텐데 그도 못 하니 용을 쓰지요.

(사례 2, 남자 61세 - 부인)

고통만 없다면 누워서 지내도 되지만, 지금도 고통이 심해서 왔는데 누워서 지내지조차 못하고, 본인이 힘들어 하시니까요.

(사례 6, 여자 67세 - 아들)

면회 때 보니 상당히 고통을 받고 하니, 편안하게 고통을 덜 주고 싶은 거지요. 고통이 심한 게 그게 가장 문제지요.

(사례 7, 남자 41세 - 아버지)

결정적인 요인은 고통이지요. 고통스러워하는 거 가족도 그렇지만 본인이, 본인이 고통스러워하는 거 그거지요.

(사례 10, 남자 49세 - 부인)

가족들 또한 고통스러워하는 환자의 모습을 바라보고 돌보는 것이 고통스럽다고 호소하고 있었다.

또한 바라보는 보호자의 고통도 참을 수가 없습니다.

(사례 1, 여자 67세 - 남편)

우리가 보는 것도 괴롭고, 환자는 안 괴롭겠어요? 저래 투석은 일주일에 두 번 하지, 호스로 밥은 주지, 주사는 들어가지, 오줌은 한 방울도 안 나오는데 그래 있지요.

(사례 2, 남자 61세 - 부인)

끙끙 소리를 내면서 누워 있는데 보는 심정이 이루 말할 수가 없지요. 지금도 바라볼 수가 없어요. 말도 못 하게 아파하는 걸 보면 가슴이 찢어지고, 메어지고 그러지요. 여럿이 있는데 울 수도 없고.

(사례 8, 남자 31세 - 어머니)

그래도 너무 고통이 심하니까, 글쎄 의사는 (고통을) 알지 모르겠다고 하지만 보는 우리도 얼마나 고통이 심하나요.

(사례 7, 남자 41세 - 아버지)

투병생활이라는 게 그게 환자 본인만의 고통이 아니잖아요. 가족도 있고, 애들도 있고.

(사례 10, 남자 49세 - 부인)

⑥ 환자의 신체가 손상됨

환자가 점점 부종이 심해지고, 피부색이 변하고, 출혈이 많이 되어 여기저기 멍이 들고 피가 묻어 있는 모습에 심하게 두려움을 표시하였다. 또한 몇 달 만에 본 환자의 모습이 상해 있음에 놀라 더이상의 신체손상을 허용할 수 없어 치료중단을 결정하였다.

> 누구든지 척 보면 '아이고' 하는 소릴 하잖아요. 좋게 보이겠어요? 무신(무서운) 점만 더 들지. 가족은 서로 귀하니까, 보지만, 남이 볼 때는 안 그러잖아요.
>
> (사례 7, 남자 41세 - 아버지)

> 제가 볼 때는 꼭 항암치료를 해서 그런 것 같아요. 사람이 더 이렇게 망가져 보이는 모습이, 한 달, 한 달 후에 그게 보이더라구요. 몇 달 만에 보니까 너무 기가 막힌 상황이 됐더라구요
>
> (사례 11, 여자, 66세 - 딸)

또한 가족들은 환자가 치유되지 못하면서 치료과정에서 신체가 많이 손상되었는데, 심폐소생술 시 갈비뼈가 부러지거나, 치아가 손상될 수도 있다는 의사의 설명에 치료중단을 결정하는 것으로 나타났다.

> 이러다가 심장마비가 오면 갈비뼈가 부러질 수도 있다, 이(치아)도 다 나간다, 할 도리는 다했으니까 그런 거 하는 게 소용이 없으니까, 자제분하고 의논하라고 하데요. 지금도 갈비뼈가 바스러질 거 같은데 그럼 안 되겠다 싶었지요.
>
> (사례 3 남자 67세 - 부인)

살리려고 너무 누르니까 피가 더 나오고, 그게 영 마음에 걸리고, 괜히 살리지도 못하는 거 깨끗하게라도 해서 보내야 되는데 그도 못 한 거 같으니 영 마음에 걸려 죽겠지요.

(사례 7, 남자 41세 - 아버지)

심폐소생술 할 거 아니야, 만일에 심장마비가 오면 심장 마사지도 하고 하는데 그러면 갈비뼈도 다 나가고, 갈비뼈도 다 나간다 하데요. 몸이 이렇게 망가졌는데 더 망가진다고 하니 그건 아니다 싶지요.

(사례 10, 남자 49세 - 부인)

심폐소생술은 몸이 성한 상태라면 하겠지만 갈비뼈, 목뼈, 다리뼈가 다 나간다고 하는 상태에는, 더 악화되기 때문에 원치 않아요.

(사례 13, 남자 65세 - 딸)

⑦ 의식이 없음

가족들은 환자가 의식이 없어 의사소통이 되지 않는 데 대해 고통스러워하고 가슴이 메어진다는 표현을 하고 있었다.

청력이 살아 있다고 하니까 손잡고, 아무 말이나 해보라고 해도, 여러 번 해도 아무 반응이 없고, 그런 게 고통스럽지요. 의식이라도 있으면 모르겠는데 아무런 의식도 없이 저러고 있으니 보는 게 나날이 괴롭지요.

(사례 1, 여자 67세 - 남편)

지금도 그래 주물러도 눈도 못 뜨잖아요. 의식이 있다고 할 수 있나요. 안쓰럽지요. 그냥 불쌍하단 생각이 드니까 보는 게 괴롭지요.

(사례 2, 남자 61세 - 부인)

아까는 손을 잡아 보니 따뜻하긴 하던데 아무것도 못 느끼는 거 같아요. 정신이 없죠. 아무것도 모르니까. 그러고 혼자 누워 있는 걸 보니 가슴이 메어지는 거 같아요.

(사례 7, 남자 41세 - 아버지)

⑧ 가족의 과거 경험

가족들은 과거에 다른 가족이나 친척들이 같은 질병으로 죽은 경험도 결정에 반영하는 것으로 나타났다.

가족 중에 췌장암으로 둘이 죽었어요. 하나는 아들이 의산데도 죽고, 수술도 못 하고, 하나는 수술한다고 열었다가 의사가 자신 없다고 닫고,

(사례 5, 여자 66세 - 남편)

⑨ 환자 본인의 평소 희원

대상자들은 다른 가족들과 이야기하면서, 환자가 평소에 해 두었던 말을 서로 기억해 내고, 교환을 하면서, 환자가 원하는 것으로 받아들여 의사결정에 반영하는 것으로 나타났다.

병나기 두 달 전인가 생각되는데 본인이 몸에 이상이 오는 걸 안 것 같아요. 고통 없이 갈 수 있게 해 달라 하는 말을 했어요.

(사례 1, 여자 67세 - 남편)

본인도 빨리 가게 해 달라고 하고, 환자나 가족한테는 한 시간의 고통이 한 달의 고통이지요.

(사례 2, 남자 61세 - 부인)

00에 사실 때 아버님한테 그러셨다고 해요. 빨리 죽었으면 좋겠다. 저

한테는 그런 말씀 안 하셨는데, 믿거니 하는 아들이라 맘이 쓰여서 그러셨는지……. 근데 아버지, 외사촌 누나, 이모한테는 그랬다고 하세요. 외사촌 누나는 굉장히 친하게 지내시거든요. 그러니까 아버지가 빨리 모시고 가자 하시지요.

(사례 6, 여자 67세 - 아들)

제일 먼저 중요한 게 본인의 의사라고 생각해요. 치료방법은 몰라도 다른 것은 원하는 대로 해드리고 싶어요.

(사례 13, 남자 65세 - 딸)

(2) 연명치료 중단 결정과정

말기환자 가족의 연명치료 중단 결정과정은 주치의사가 먼저 DNR을 제안하면 가족이 의논하여 동의 여부를 의사에게 알리고 동의서를 작성하는 것으로 나타났다. 퇴원의 경우 역시 주치의사가 먼저 제안하는데 직접 퇴원하라고 말하기도 하고, 간접적으로 제안한 것을 가족이 받아들여 의사에게 퇴원을 요구하기도 하였다. 또한 주변의견을 수렴하고 의료진이 확실하게 의사결정을 해 주기를 바라는 것으로 나타났다<표 10>.

〈표 10〉 연명치료 중단 결정시기의 경험: 연명치료 중단 결정과정

주제	경험내용
연명치료 중단 결정과정	의사의 권유 후 가족합의
	의사의 암시에 가족이 퇴원요구
	주변 의견수렴
	의료진이 확실하게 의사결정을 해 주기를 바람

① 의사의 권유 후 가족합의

치료 중단의 시작은 의사의 권유로 시작되었다. 의사가 더 이상의 치료가 의미가 없다는 말을 하고 DNR에 동의할 것을 권하거나, 퇴원을 할 수도 있음을 제안한다. 그리하면 가족들은 부모, 배우자, 형제자매가 모두 모여 논의를 거쳐 주치의사의 제안을 받아들였다. 이 과정에서 유병 기간이 길고, 고령이거나, 배우자가 없는 경우는 비교적 쉽게 의사의 제안을 받아들였다.

　　의사 얘기 듣고 그렇다고 하니까 아들이 얘기하고 나도 그렇고.
　　　　　　　　　　　　　　　　　　(사례 5, 여자 66세 - 남편)

　　주치의 선생님이 가망이 없다고 하니, 그래 주치의 선생님 뵙고, 그렇다고 하니 가족이 모였지요.
　　　　　　　　　　　　　　　　　　(사례 7, 남자 41세 - 아버지)

　　선생님이 얘기하고, 그래서 우리 가족들이 다 알았다고 하고, 결정했지요.
　　　　　　　　　　　　　　　　　　(사례 8, 남자 31세 - 어머니)

글쎄 우리가 뭐 의학 지식이 있는 것도 아니고, 전문지식이 있는 것
도 아니고, 그렇다니까 받아들이고 있는 거지요. 의사 말을 듣고 한 삼
일간 고민을 했어요.

(사례 9, 여자 58세 - 며느리)

첨에 선생님이 얘기를 해서 가족회의(남편, 남동생)를 했어요.

(사례 14, 여자 59세 - 딸)

그러면서도 가족들은 연명치료 중단 결정이 옳은 일인지에 대한
확신이 안 서서 갈등의 시간을 보내다가 결정하였다.

그래서 환자를 고생시키느니 용단을 내리자 해서 가족회의를 했지요.
근데 일부는 동의하고, 막내며느리하고 아들은 반대하고, 시간을 더 가
져 보자 해서 2주를 더 기다렸어요.

(사례 1, 여자 67세 - 남편)

아쉽지요. 아쉽기야 하지만, 그런 판단을 금세 쉽게 하겠어요.

(사례 2, 남자 61세 - 부인)

얘기하고 또 하고, 그래도 아닌 거 같구, 영감 얼굴 보면 영 그게 아
닌 거 같구. 아들이 썼는데 써 주고 나니 마음이 더 허전하더라구요.

(사례 3 남자 67세 - 부인)

저희도 아무 생각 없이 한 건 아니지요. 낫겠다는 희망만 가지고 있
다가, 희망이, 희망이 절망이 되고, 절망이 됐지요.

(사례 10, 남자 49세 - 부인)

근데 아무리 형제지만 또 그렇게 원하지 않는 형제가 있는 것 같더라구요. 그니까 제 막내 동생 같은 경우는 결혼을 안 했기 때문에 엄마에 대한 애착심이 굉장히 크더라구요.

(사례 11, 여자, 66세 – 딸)

② 의사의 암시에 가족이 퇴원요구

의사가 간접적으로 퇴원하기를 제안한 것을 가족이 받아들여 퇴원을 요구하기도 하였다.

근데 의사가 치료를 하는 것이 희망적이 못 된다. 마음을 정하시는 게 좋을 것 같습니다 하는데 처음에는 그 말이 무슨 뜻인지 잘 못 알아들었어요. 시간이 지나고 보니 집으로 모시고 임종을 기다리란 것이 좋지 않은가라고 얘기한 거였더라구요.

(사례 1, 여자 67세 – 남편)

아버님이 제일 먼저 그런 생각(퇴원)을 하셨는데 자식들 때문에 그런 표현도 못 하고 계시다가 (의사에게) 얘기가 됐지요. 그래 아버님 뜻대로 하자 한 거지요.

(사례 6, 여자 67세 – 아들)

물론 사람 목숨이니까 기적이 있을 수도 있겠지만 안 된다고 했어요. 그래 퇴원하려구 해요.

(사례 2, 남자 61세 – 부인)

③ 주변의견 수렴

가족들은 연명치료 중단 결정이 합당하다는 것을 확인받고 싶어 주변의 친구, 친척, 의료인 등에게 환자의 경우를 이야기하고 조언을 듣고 비교해 보는 것으로 나타났다.

> 답답하니까 이런 경우를 당한 집이 있어 가 보았는데, 학교 후배라 가서 자세히 들어 보았는데 돌아가시는 분 편안하게 모시라고 하더래요.
>
> (사례 1, 여자 67세 - 남편)

> 외가 쪽 어머니 언니, 이모나 고모들, 어른들 생각이 편안히 가시는 게 낫다고들 하셔서 그 의견을 따르기로 결정했어요.
>
> (사례 6, 여자 67세 - 아들)

> 오래된(나이 든) 간호사들이긴 하지만 남편이 의학박사님이 있어 가지구, 저하구 친해요. 그래서 저한테 어머니 상황을 얘기해서 내가 이러이러한 치료를 한다고 했더니 '나쁜 사람들'이라고 그러더라구요.
>
> (사례 11, 여자, 66세 - 딸)

④ 의료진이 확실하게 의사결정을 해 주기를 바람

가족들은 주치의사가 치료의 의미가 없다고 했음에도 치유에의 희망을 버리지 못해 집착을 가지고 치료하다 치료중단에 동의하였다. 그러면서도 의사가 확실하게 의사표시를 하지 않았다고 생각하기도 하였다. 이러한 과정에서 투병생활에 지치고, 희망이 없는 데 너무 매달렸다는 생각이 들자 의료진이 좀 더 일찍, 좀 더 단정적으로 결정을 내려 주기를 바라고 있었다.

> 주치의가 소생할 가능성이 없다는 걸 말해 주어야지, 보호자에게 알

아서 해라 하니 갈등이지요. 그런 결정은 의사가 결정해서 지속할 의미가 없다고 하면 가족이 한결 수월하지요.

(사례 1, 여자 67세 - 남편)

내가 주사도 끊고 투석도 고만하라 했거든요. 근데 의사는 할 수 없다 하데요.

(사례 2, 남자 61세 - 부인)

선생님들을 탓하는 건 아니에요. 의사들이 살리려고 한다는 건 다 알지요. 근데 살리지도 못하면서 저래 두고 있는 게 안타깝지요.

(사례 7, 남자 41세 - 아버지)

삶의 질이라는 얘기들 많이 하잖아요. 그런 삶의 질은 생각해서, 어느 정도 감안해서 의사들이 겪어 봤으니까, 많은 환자들을 겪어 보셨으니까, 어느 한편으로 더 좋게, 좋다고 생각하시는 게, 어느 쪽으로 하겠다 그런 생각이 있으실 꺼 아네요.

(사례 10, 남자 49세 - 부인)

이렇게 말기환자가 와서 살아보겠다, 치료하겠다 하면 이런 경우에는 병원에서 의사나 간호사들이 어떻게 얘기를 좀 잘해서 이런 방법도 있다, 저런 방법도 있다, 뭐 그런 얘기를 좀 자세히 해 주었으면 좋겠어요.

(사례 11, 여자, 66세 - 딸)

의사가 미적거려 희망을 갖게 하거나 가망이 없는데도 더 치료를 해보게 한다면 가족들은 힘이 더 들지요. 차라리 결정을 해 주면 가족들이 정리를 하고 어떻게 하면 좀 더 그동안 잘해드릴까 하고 정리를 할 수 있잖아요.

(사례 13, 남자 65세 - 딸)

(3) 연명치료 중단 결정 참여자

연명치료 중단을 결정하는 데 환자가 참여한 경우는 하나로, 나머지 13사례 모두 환자는 의사결정에서 배제되었다. 혼수상태이거나, 혼동, 기면 상태여서 의사결정을 할 수 없는 경우도 있었지만 의식이 있는 경우에서도 환자들은 제외되었는데, 환자에게 말기라는 상태조차 말하지 않은 상태라 치료중단에 대한 이야기는 더 할 수가 없는 것으로 보인다<표 11>.

〈 표 11 〉 연명치료 중단 결정시기의 경험: 연명치료 중단 결정 참여자

주제	경험내용
연명치료 중단 결정 참여자	환자를 배제하고 가족들이 결정 환자에게 알리고 결정에 참여하도록 함

① 환자를 배제하고 가족들이 결정

환자의 연명치료를 중단하는 결정에 환자를 제외하고 많은 가족이 참여하는 것으로 나타났다. 그리고 결정 후에도 환자에게는 이야기를 하지 않았다.

> 환자를 고생시키느니 용단을 내리자 해서 가족회의를 했지요.
>
> (사례 1, 여자 67세 - 남편)

> 가족이 판단했지요. 아들들하고 얘기해서.
>
> (사례 2, 남자 61세 - 부인)

아들, 딸하고 다 얘기하구, 몇 번씩 얘기했어요. 얘기하고 또 하고,

(사례 3 남자 67세 - 부인)

따로 뭐 특별한 거 있나요. 아들이 결정했지요.

(사례 5, 여자 66세 - 남편)

장인도, 애 장인도 오고 며느리도 오고, 동생도 오고 친척이 많아요. 그래 다 모여서 그러자 하고 결정했지요.

(사례 7, 남자 41세 - 아버지)

가족들이 모두 모여 결정하고 쓰기는 며늘애가 썼지요.

(사례 8, 남자 31세 - 어머니)

고민을 하다가 남편하고 삼촌하고 의논을 해서 결정했지요.

(사례 9, 여자 58세 - 며느리)

시동생이 둘 있어요. 그래 의사가 얘기한 걸 (시동생에게) 얘기하고, 듣고 하더니 결정을 하더라구요.

(사례 10, 남자 49세 - 부인)

집으로 가자고 하시는데, 그나마 지금 의식이 없으신 게 다행이란 생각이 들어요. 얘기를 어떻게 해야 할지 두렵지요.

(사례 14, 여자 59세 - 딸)

그리고 배우자가 있는 환자의 경우 환자의 자녀와 부모 모두 배우자의 의견을 가장 중요하게 받아들이고 있다고 생각하고 있는 것으로 나타났다.

처음에는 자식들이 말을 안 했어요. 그래 몰랐는데, 그러다가 말을 하면서, 어머니 말을 따르니까 마음대로 하라고 하더군요. 엄마가 살아야 한다고 하니 자식들도 그리 따랐지요.

(사례 3 남자 67세 - 부인)

그래 아버님 뜻대로 하자 한 거지요. 아버님이 가장 강력하지요.

(사례6, 여자 67세 - 아들)

심장 마사지하고 하는 거 하지 않겠다, 하는 의사 말 듣고 그거만 듣고 네 생각대로 해라 하고, 며늘애도 그건(심폐소생술) 안 하겠다고 하고 썼지요.

(사례 8, 남자 31세 - 어머니)

② 환자에게 알리고 결정에 참여하도록 함

면담자가 딸인 경우로 아버지에게 인생을 정리할 시간을 주고 싶어서였다고 말하고 있다.

정리하고 싶은 것들을 시간을 두고 정리할 수 있도록 배려를 해드리고 싶었어요. 먼저 가장 중요한 게 본인의 의사라고 생각해요. 환자도 정리할 시간이 필요하다고 생각해요.

(사례 13, 남자 65세 - 딸)

2) 연명치료 중단 결정 후 가족의 경험

이 시기는 연명치료 중단을 결정하고 죽음을 받아들이는 기간으로 가족들의 경험에서 치료의 내용, 죽음수용, 예측된 상실반응의 주제가 나타났다.

(1) 치료의 내용

여기에서는 연명치료 중단 자체에 대한 갈등, 고통경감과 생명단축 사이에서의 갈등, 계속되는 연명치료에 대한 분노, 병원에서의 기본간호 제공에 대해서도 분노, 치료를 거부하지 못함의 경험내용이 나타났다<표 12>.

〈표 12〉 연명치료 중단 결정 후의 경험: 치료의 내용

주제	경험내용
치료의 내용	연명치료중단 자체에 대한 갈등
	고통경감과 생명단축 사이에서의 갈등
	계속되는 연명치료에 대한 분노
	병원에서의 기본간호에 대해서도 분노
	계속되는 치료를 거부하지 못함

가족들은 연명치료 중단 중에서도 DNR에 동의한 경우, DNR이라 함은 심장이나 호흡 마비가 올 경우 심폐소생술을 하지 않는다는 것인데 환자 가족들은 그 말은 말 뜻대로 이해하면서도 다른 치료가 계속되는 것에 분노까지 느끼고 있음을 알 수 있었다. DNR은 모두 의사가 먼저 권유하고 가족이 동의한 상태라 가족들은 왜 치료가 계속되어야 하는지 이해하기 힘들어 하고 있었다. 그리고 앞으로 심장마비가 오면 심폐소생술을 하지 말자는 의사의 권유를 승낙한 이후에는 죽음을 수용하고 집에서 임종을 맞기 위해 퇴원을 준

비하거나, 장례준비를 하는 등 정리를 하고 있어, 계속되는 치료나 심지어는 기본간호활동에 대해서도 화를 내고 있었다.

① 연명치료 중단 자체에 대한 갈등
치료중단 결정 후에도 가족들은 DNR이나 퇴원결정 등 연명치료 중단 자체에 대해 기적이 있을 수도 있는데 포기한 것이 아닌가, 이것이 윤리적으로 옳은 일인가에 대한 갈등과 환자가 원하는 것이 무엇인가에 대해 갈등을 느끼고 있음을 표현하였다.

　　마음이 편안치는 않지요. 혹시 소생하지 않을까 하는 생각도 하고, 저래 눈도 뜨고 하는데 기적이란 것도 있지 않을까 하다가 그러고 있지요. 그간에 혹시 소생할 수도 있지 않을까 하는 생각이지요. 반대하는 입장에서는 눈도 뜨고 하는 것 같은데 자손의 도리로 어떻게 그럴 수가 있느냐, 간다고 할 때 마음의 고통을 가질 게 뻔한데 어떻게 그런 결정을 내리느냐 했지요.

　　　　　　　　　　　　　　　　　　　　　(사례 1, 여자 67세 - 남편)

　　그러다 하루하루 지나다 보면 인생이 불쌍하고, 퇴원은 안 되겠다 싶은 생각이 들었다가, 다시 가야 한다고 하다가 그러고 있지요.

　　　　　　　　　　　　　　　　　　　　　(사례 2, 남자 61세 - 부인)

　　고통이 없어지는 게 불가능하단 이야긴데...... 맘에 걸리는 게 이게 도의적으로 맞는가 하는 거지요.
　　어머니라면 지금 이럴 때 어떻게 하셨을까도 생각하고, 나라면 어떻게 할까, 여동생은, 사위는 다 생각하지요.

　　　　　　　　　　　　　　　　　　　　　(사례 6, 여자 67세 - 아들)

② 고통경감과 생명단축 사이에서의 갈등

다른 진통제로 통증조절이 안 되자, 의사가 모르핀주사를 권하면서 통증은 없어지지만 호흡이 멎을 수도 있다고 말해 갈등이 되었다고 표현하고 있었다.

> 병원에서 진통제를 맞고 있는데도 너무 고통스러워하실 때가 있었어요. 그래서 몰핀 주사를 놓는데 의사가 호흡이 멎을 수도 있다는 말을 하더라구요. 그때 이렇게까지 하는 게 옳은가 하는 갈등이 들었어요.
>
> (사례 13, 남자 65세 - 딸)

③ 계속되는 연명치료에 대한 분노

DNR 동의서를 작성한 후에 가족들은 사실 모든 치료를 중단하기를 원하는 것으로 나타났다. 즉 집으로 퇴원을 하거나 호흡기도 떼어 내고, 모든 진단을 위한 검사도 중지하고, 수혈은 물론, 영양주사, 항생제 주사 등 기본적인 연명치료도 중지하기를 원하고, 심지어는 가래흡인까지도 거부하고 있어, 이 시기에 이루어지는 치료행위에 대해 가족들은 화를 내고 있었다. 그러나 호흡기를 떼어 내는 것에 대해서는 환자가 숨을 쉬지 못한다는 데 대해 불안을 느끼고 철회하는 것으로 나타났다.

> 근데 그러고도 투석도 하고, 그 무슨 영양젠지 비싼 영양제도 주고, 그 노란색 약이더라구요. 투석도 세 번이나 해서 좀 줄여 달라 해서 두 번으로 줄였어요. 피 주사도 주지. 다 하더라구요. 할 건 다 하드라구요.
>
> (사례 2, 남자 61세 - 부인)

82

가려니 호흡도 안 되지 무섭지요. 주사 같은 거나 그런 거, 줄이고 서서히 편안하게 갔으면 좋겠어요.

(사례 2, 남자 61세 – 부인)

치료가 아무 소용이 없으면서도 끌고 있는 게 그러지 말았으면 하는 거지요. 근데 그러데요. 그래도 환자가 의식도 있고 하는데 그럴 수(퇴원)는 없다 하지요.

(사례 2, 남자 61세 – 부인)

안 하기로 했으면 안 하는 거지 어떤 주사는 놓고, 주치의한테 물어보고 하라고 할까 하다가 그냥 있었어요. 주치의하고는 얘기가 다 됐어요.

(사례 4 여자 71세 – 아들)

선생님들이 퇴원에 대해서는 좀 더 지켜보자 하니까 아버님이 그러세요. 내 마누라 왜 내 맘대로 못 하느냐 화를 내시지요.

(사례6, 여자 67세 – 아들)

지금 폐도 다 망가졌다면서요. 저 숨 쉬는 것도 옳게 쉬는 게 아니라면서요. 호흡기까지 띨 수는 없어도, 그럼 주사도 끊고 빨리 가게 하는 게 고통스럽지 않게 하는 거 아니겠어요? 근데 저래 두니 답답하지요.

(사례 7, 남자 41세 – 아버지)

아버지가 '근데 치료를 끝냈다, 끝냈다, 그러면서 왜 이렇게, 만날 갖다가 꽂고 달고 그러느냐' 그러세요.

(사례 11, 여자, 66세 – 딸)

이 환자의 경우 말기 암 진단을 받고 두 차례의 입원 끝에 또 다시 응급실로 와서 이미 치료중단에 동의를 했다고 말해도 검사를 하고 주사를 시작하는 것에 화를 내고 있었다. 말기 상태로 집에서 요양하다 임종이 임박해서 병원 영안실을 사용하기 위해 응급실로 온 경우로 가족들은 어떠한 검사나 치료도 하지 않고, 입원실로 입원했다가 사망하면 영안실을 사용하기를 원하였다. 그러나 응급실 의료진의 입장에서는 환자를 그대로 둔 채 사망하기를 기다리는 것을 받아들이지 못해, 관례대로 기본적인 임상 검사와 수액주사를 주고 있어 이로 인해 가족과 의료진 간의 갈등이 발생하였다.

> 그렇지요. 이미 폐암 진단받고 오래 사실 거란 얘기 못 들었는데 검사를 하면 뭐 해요. 근데 주치의는 다 동의한 걸 아무것도 모르는 다른 의사가 (응급실에서) 이런 저런 검사를 하고, 보호자 말을 듣지도 않으니 그리 생각할밖에요.
>
> (사례 4 여자 71세 - 아들)

> 주치의선생님하고 다 얘기가 되어 있어서 돌아가시려고 왔다. 그러니 그냥 병실로 입원시켜 달라 해도 대꾸도 안 하고 이 검사, 저 검사하고, 뭐 환자가 몰모트도 아니고, 이 큰 병원이 우리 같은 서민들을 대상으로 돈을 벌려고 하는 건지……
>
> (사례 4 여자 71세 - 아들)

④ 병원에서의 기본간호에 대해서도 분노

이 경우는 가족이 가래흡인도 거절하는 것을 수간호사가 강력하게 주장하여 가래를 뽑은 경우로 가족들은 기본간호조차 거부한 채 환자의 임종을 지켜보기를 원하고 있었다. 기본간호의 필요성에 대한 설명이 필요한 상황이다.

84

오늘 아침에 수간호사가 와서 가래를 안 뽑았다고 하고 뭐라 하더니 가래를 마구 뽑더라구요. 우리 어머니는 이미 주치의사가 아무것도 안 한다고 해서 이러고 있는데 간호사는 와서 그러고. 그럴 수가 있는 건지 모르겠어요.

(사례 4 여자 71세 - 아들)

⑤ 계속되는 치료를 거부하지 못함

　　연명치료 중단 결정 후에 가족들은 의사에게 혈액투석이나 영양제 주사를 중단하기를 제안해 보고 호흡기를 떼는 것도 제안하나, 거절당하고 갈등을 느끼고 있음을 표현하고 있다. 결정권은 의사에게 있고, 가족들은 수동적으로 대응할 수밖에 없음을 나타내고 있다.

　　내가 주사도 끊고, 투석도 고만하고 해라 했거든요. 근데 의사는 할 수 없다 하데요. 그러니 우리도 뭐 도리가 있나요. 기다리는 수밖에.

(사례 2, 남자 61세 - 부인).

　　어제 저녁인가도 와서 주사를 바꾸더라고요. 뭐라 할까 하다가 그냥 있었어요. 안 하기로 했으면 안 하는 거지 어떤 주사는 놓고, 주치의한테 물어보고 하라고 할까 하다가 그냥 있었어요.

(사례 4 여자 71세 - 아들)

　　그게 당장 주사도 끊고 그러라는 건 아니고, 그래도 불필요한 걸 자꾸 할 필요는 없는 거잖아요.

(사례 7, 남자 41세 - 아버지)

　　그거(영양제 주사)는 엄마가 병원에 계시면은 최소의 방법이라고 말씀하시는 거예요. 그것까지 안 하면 집에 가서 치료를 해야 되는 거지

굳이 병원에 있을 필요는 없다라는 식으로 말씀을 하시더라구요.

(사례 11, 여자, 66세 - 딸)

(2) 죽음수용

가족들은 연명치료 중단을 결정한 후에는 죽음을 받아들이기까지의 시간이 필요하였고, 환자 자신이 죽음이 임박했음을 알고 있다고 생각하였다. 환자 자신이 삶의 마무리를 잘하기를 바라고, 한편으로는 환자에게 임종준비를 시키지 못함에 대해 죄책감을 느끼고 있었다. 또한 고통 없이 깨끗하게 가기를 바라고, 소진된 느낌을 가지고 있었으며, 임종을 위해 가족이 모두 모이면서 병원환경과 면회제도에 대한 바람과 장례준비를 하고 있었다. 그리고 최선을 다했다는 자기 위안을 가지고 있었으며, 임종을 위해 의료진의 지지를 바라고 있었다<표 13>.

〈표 13〉 연명치료 중단 결정 후의 경험: 죽음수용

주제	경험내용
죽음수용	죽음을 받아들이기까지의 준비 기간 필요
	환자 자신이 죽음이 임박했음을 알고 있다고 생각
	환자 자신이 삶의 마무리를 잘하기 바람
	환자에게 임종준비를 시키지 못함에 대한 죄책감
	고통 없이 가기를 바람
	깨끗하게 가기를 바람
	모든 것을 다 소진함
	임종을 위해 가족이 모두 모임
	병원환경 및 면회제도에 대한 바람
	장례준비
	최선을 다했다는 자기 위안
	임종을 위한 의료진의 지지필요

① 죽음을 받아들이기까지의 준비 기간 필요

가족들은 갑자기 말기 진단을 받자 죽음을 수용할 준비가 되어 있지 않아 치료를 받다가 연명치료 중단을 결정하고 있어 죽음을 받아들이기까지의 기간이 필요한 것으로 나타났다.

  (질병이) 와 가지고는 금방 가는 것도 아니고, 준비는 해 주게 해야잖아요.

  (사례 3 남자 67세 - 부인)

  환자가 원하더라도 가족이 있기 때문에 어느 정도 치료는 해 주어야 해요. 환자 상태가 극도로 어떤 치료도 못 할 수밖에 없는 경우를 제하고는 어느 정도 치료해야 한다고 봐요. 가족들도 너무 갑자기 당하면 준비가 안 돼 있잖아요.

  (사례 13, 남자 65세 - 딸)

② 환자 자신이 죽음이 임박했음을 알고 있다고 생각

가족들은 환자에게 죽음이 임박했다는 말을 하진 않았어도, 환자 자신이 알고 있다는 느낌을 받는 것으로 나타났다.

  본인은 어느 정도 아는 것 같아요. 체념하는 식으로 나(남편)는 어떻게 하냐고 해요.

  (사례 5, 여자 66세 - 남편)

  그걸 뭐라 말로 하겠어요. 지가 유언을 하더라구요. 땅에 묻어 달라, 산에 묻어달라고 하데요.

  (사례 8, 남자 31세 - 어머니)

엄마가 내심, 속으로는 다, 당신이 다, 마감하셨을 거예요. 근데 그거를 자식들한테, '나는 뭐, 얼만큼밖에 못 사니까', 이런 말을 눈빛으로만 이렇게 조금 이렇게 읽었던 것 같지, 사실 그거를 우리하고 정식으로 이런 식으로 얘기를 하지는 못했어요.

(사례 11, 여자, 66세 - 딸)

어머니도 어느 정도 눈치는 채시고 있는 거 같아요. 치료를 안 받겠다고 하세요. 집으로 가자고 하시는데, 그나마 지금 의식이 없으신 게 다행이란 생각이 들어요.

(사례 14, 여자 59세 - 딸)

③ 환자 자신이 삶의 마무리를 잘하기 바람

가족들은 의식이 있을 때 환자 자신이 죽음을 받아들이고 신앙을 가지고 기도를 하고, 자신의 인생을 정리하기를 바라고 있었으며, 이러한 경험은 다른 가족의 경우는 나타나지 않았고, 면담인이 자녀인 경우에서만 나타났다. 자녀들은 부모가 때가 되면 스스로 정리하고 자식들에게 유언을 남기고 품위 있게 돌아가시기를 원하는 것으로 생각된다.

어머님한테 지금 제일 바라는 건 신앙으로 기도를 하고, 육체적 고통을 덜 수 있도록 하느님한테 의지를 하고 기도를 하는 거예요.

(사례 9, 여자 58세 - 며느리)

이게 고통받는 모습을 보기도 안쓰러우니까, 엄마도 이제는 끈을 놨으면 하고 바라게 되더라구요. 하느님께 의지하고 그러기를 바라지요.

(사례 11, 여자, 66세 - 딸)

조금이라도 편하게 말을 하게 해드리고, 시간들을 편하게 보내시게
해드리고 싶었어요. 자꾸 연장시켜서 뭐 하겠어요.

(사례 13, 남자 65세 - 딸)

우리한테 어떤 좋은 유언을 남기시고, 그러기를 바랬는데 참 쉽지 않
더라구요.

(사례 11, 여자, 66세 - 딸)

그래도 남기실 말을 남기셨구나 하는...... 본인도 그런 상황이라면
말을 해 주어 정리를 할 수 있는 시간을 주는 게 옳다고 생각해요.

(사례 13, 남자 65세 - 딸)

삶의 마무리를 잘하고 가기를 바라는 만큼 환자 자신이 아직 죽
음을 수용하지 못하고 삶에 대한 애착이 남아 있음에 연민을 느끼
고 있었다.

그래서 자신은 항상, 집으로 빨리 나아서 가야 된다는 생각을 해서
지금은 전혀 뭐 갈 가망성이 전혀 없는 거를 모르세요.

(사례 11, 여자, 66세 - 딸)

④ 환자에게 임종준비를 시키지 못한 데 대한 죄책감
환자가 의식이 있을 때 미리 죽어 간다는 것에 대해 이야기하고,
환자 자신이 임종준비를 하게 하지 못한 데 대해 죄책감을 느끼고
있었다.

근데 성격이 그걸 알면 사람을 못살게 굴고, 고집 세고 병원에 안 가고 떼만 쓸 것 같고, 해서 모르고 있는 게 낫겠다 싶어 그냥 둔 게 아쉬워요. 미리 일러 주고, 미리 준비하고 하면 좋았을 걸 싶지요.

(사례 3 남자 67세 − 부인)

최소한의 당신에게 기회를, 우리가 드렸어야 되지 않냐, 우리가 그거를 안 드린 것 같아 죄책감이 들지요. '엄마, 인제 엄마 돌아가시면 어떻게 해' 뭐 그런 얘기를 못 했다는 거예요. 그래서 결국 엄마가 이렇게 되실 줄 알았으면 용감하게 얘길 해볼 걸 이런 식으로 후회를 하게 되더라구요.

(사례 11, 여자, 66세 − 딸)

그러면서도 환자에게는 죽는다는 말을 하지 못하고, 계속해서 희망을 이야기하였다.

그럼 치료 안 된단 말도 못 하고 '왜 치료가 안 돼, 열심히 하면 요즘 같은 좋은 세상에, 좋은 병원에서 왜 치료가 안 돼' 하지요. 치료가 안 된단 말을 어찌해요. 못 하지요.

(사례 8, 남자 31세 − 어머니)

그럼 못 나으실 거 알면서도 그렇게는 못 말하잖아요. '어머니 왜 그런 말을 하세요. 약도 들고 식사도 하시고 하시면 나으실 거예요' 하지요.

(사례 9, 여자 58세 − 며느리)

⑤ 고통 없이 가기를 바람

가족들은 고통은 피하게 해 주는 것이 선행이라고 생각하고 있었다.

다른 보호자들에게는 이왕에 가시는 분이라면 고통스럽지 않게 가시게 하는 것이 좋다고 말하고 싶지요.

(사례 1, 여자 67세 - 남편)

암이고, 그동안 다른 병도 많이 앓았어요. 고생만 했는데 이제 좀 편히 가시게 해야 되는데 이게 뭔지……

(사례 4 여자 71세 - 아들)

근데 어차피 못 나을 바에는 고통이나 주지 말자 그런 게 부모 심정이지요. 그 심폔가 뭔가 두 번 더하니까 피가 얼마나 더 나올지 그게 걱정이더라구요.

(사례 7, 남자 41세 - 아버지)

지금 제일 바라는 건 고통 없이 가는 거지요. 죽는다는 아들한테 바랄 게 뭐 있겠어요. 고통 없이 가는 거지요.

(사례 8, 남자 31세 - 어머니)

그러니 진통제나 좀 빨리빨리 주었으면, 편하게, 다만 얼마라도 편하게 가게 해 주었으면 좋겠어요.

(사례 10, 남자 49세 - 부인)

가망성이 없어요. 더 이상 고통을 당하지 않고 수술이나 그런 걸 해서 1년이나마 가망성이 있다면 해보겠지만 그렇지 않다면 고통스럽지 않게 했으면 좋겠어요.

(사례 13, 남자 65세 - 딸)

또한 집에서는 통증조절이 안 되어 입원을 했는데, 입원 중에도 통증경감을 위한 진통제 투여가 빨리 되지 않는 데 대한 원망을 표출하고 있었다.

> 고통이 심해질 때는 병원에서는 조금이라도 시간을 지체시켜 주사를
> 놔 주는 거 같아요. 시간이 지나면 고통이 가라앉는데 지난 후에 놔 주
> 는 거 같아 서운할 때도 있어요. 고통이 있는 걸 보는 게 너무 괴롭지요.
> 환자는 더할 테지만, 그럴 때일수록 주사를 빨리 놔 줘야 하는데 자꾸
> 시간을 끄는 거 같아 괴롭더라구요.
> (사례 13, 남자 65세 - 딸)

⑥ 깨끗하게 가기를 바람
신체를 깨끗하게 보존하고 있다가 사망하기를 바라는 것으로 나
타났다.

> 살지도 못할 거 깨끗하게도 가지 못하니 고통스럽지요. 지는 얼마나
> 더 고통스럽겠어요. 의사는 알지도 못할 거라고 하지만......
> (사례 7, 남자 41세 - 아버지)

> 잘 마무리될 수 있는 그런 걸 원해요. 저 같은 경우는 그래요. 조금
> 더, 소천하실 때 하시더라도 조금 더, 이렇게, 깨끗하게 계시다가 가기를
> 바라지요.
> (사례 11, 여자, 66세 - 딸)

⑦ 모든 것을 다 소진함
가족들은 연명치료 중단을 결정하고도, 점점 상태는 나빠지는데
영양제나 안정제 등 치료가 계속되는 데 대해 환자가 모든 것을 다

소진하고 간다는 느낌을 받는 것으로 나타났다.

　　잠깐 쉬어 보자고 했을 때 쉬었다면 빨리 갔을지도 몰라요. 결국 고
통스런 만큼 고통스러워야 가는 거 아니겠어요. 해도 후회되고, 안 해도
후회되고 그럴 거예요.
(사례 10, 남자 49세 - 부인)

　　가장 편안하게 가시는 방법이, 결국은 이렇게 계시다가 모든 힘이 다
빠져서 이렇게 그냥 뭐 하나 움직일 수 없고, 그냥 케어를 받다가 심장
마비가 오면, 그냥 그렇게 가시는 거다 하는 생각을 해요.
(사례 11, 여자, 66세 - 딸)

⑧ 임종을 위해 가족이 모두 모임
　가족, 친지들은 환자가 마지막 가는 길을 배웅하기 위해 모두 모
이는 것으로 나타났다.

　　집에 친척들이 다 모여 있어요. 애들도 다 오고.
(사례 1, 여자 67세 - 남편)

　　어제부터 우리 가족들이 하나도 집에 가지도 않고, 다 여기 앉아 있
어요. 아무도 안 가구요. 다 여기 있어요. 저 밖에 벤치에 있는 게 다 우
리 가족이에요. 보겠다고 오니 그냥 갈 수도 없고, 친척들도 얼굴은
봐야잖아요.
(사례 7, 남자 41세 - 아버지)

⑨ 병원 환경 및 면회제도에 대한 바람

가족들은 면회 온 보호자들이 조용하게 행동하지 못하고, 직원이 그러한 상황을 조절하지 못하는 등 병원 전체가 어수선하고 시끄럽다고 느끼고 있었다. 그리고 가족 곁에 있기 위한 공간이 없고 면회제도로 인해 만나지 못하는 것을 아쉽게 생각하였다.

> 병원 자체가 너무 어수선하고 시끄러운 게, 그리고 면회를 해도, 보호자 분들이 너무 시끄러워 가지구, 적응이 안 되는 거예요, 시끄러운 게. 근데 다들 모르는지 무감각하더라구요.
>
> (사례 11, 여자, 66세 – 딸)

가족들은 병원치료에 의지하느라 환자를 좀 더 좋은 환경에 두지 못한 것을 안타깝게 생각하였다.

> 근데 그렇게 치료를 안 하고 그냥 기본적인 치료를 하셨다면 조금 더 빨리는 가셨을지는 몰라도 조금 더 좋은 환경에서 생활을 하시지 않았나 그런 생각이 들드라구요.
>
> (사례 11, 여자, 66세 – 딸)

임종준비를 하기 위해 가족들은 가족만이 있을 수 있는 공간을 필요로 하고 있었다. 다른 환자에게 자신의 환자가 고통스러워하는 모습을 보여 부담을 주기를 원치 않고, 다른 환자가 고통스러워하는 모습을 보기도 원치 않음을 나타내고 있었다.

그래 내가 방 부담이라도 덜자고 6인용을 옮기자고 해도 자식들이 옆에 환자에게 폐가 된다고 그냥 있으라고 하더라구요.

(사례 3 남자 67세 - 부인)

아까도 임종예배 봤는데 다른 사람도 있다고, 카텐 쳐 주고 했지요. 다른 데는 독방이라도 가고 하는데 저래 되니 독방도 못 가고, 다른 사람 방해된다고 울지도 못하게 하고……

(사례 7, 남자 41세 - 아버지)

여기 6인실에 있으니 사람도 많고 울기도 맘 놓고 울지도 못하고, 저녁때면 둘째가 오고, 애 아빠도 오고 하면 좁지요. 식구들이 저녁에 오면 앉아 있지도 못하고, 아들이 죽어 가고 있는데 앉아서 얘기도 못 하고 서서 그러고 있는 게 괴롭지요.

(사례 8, 남자 31세 - 어머니)

비슷한 병명의 환자들이 같이 있게 되면 그래도 위안이 되고 시간을 보내는 데 편안할 거 같아요. 그렇지만 환자가 위중해서 다른 환자에게 부담을 준다면 그건 안 된다고 봐요. 다른 사람과 있기 위해서는 환자가 고통이 없어야 해요.

(사례 13, 남자 65세 - 딸)

그러나 임종실이 있어도 그 방을 사용하는 것은 꺼리는 것으로 나타났다.

오늘 아침에 선생님이 이인실로 옮겨라 하시데요. 저도 이인실로 가고 싶고 해서 아들한테 이인실로 가라 한다 했더니 대뜸 "운명 방으로 가래요?" 하데요. 그래 그건 아니고, 해도 여기서 일 년 반을 살았잖아

요. 환자 자신이 아는 게 많아요. 그래 '아니다, 그건 아니고' 했더니 '맘
대로 해요' 하데요.

(사례 8, 남자 31세 - 어머니)

중환자실에 입원한 경우 제한된 면회시간으로 인해 환자를 곁에
서 지켜볼 수 없음을 원망하고 있었다.

　어차피 살리지도 못하는 거 얼굴이라도 보여 주고 옆에라도 있게 하지
보지도 못하게 하느냐 하고 원망하지요. 이래 될 줄 알았다면 못 들어오
겠다고 딱 붙들고 있었을 걸 하지요. 여기 중환자실에 안 들어오지요.

(사례 7, 남자 41세 - 아버지)

⑩ 장례준비

　연명치료 중단을 결정하고는 가족들은 장지, 장례절차 등의 장례
준비를 논의하였다. 배우자의 임종을 지켜보는 경우 본인의 의견대
로 진행하기보다는 자식에게 의존하였고, 자식이 죽어 가는 경우 자
식의 배우자에게 의지하기보다는 부모 자신이 결정하는 것으로 나
타났다.

　장지도 정해 놓고 했으니까. 충주에 천주교 묘지가 있는데 깨끗하게
잘해 놓았더라구요. 그래서 그리로 정했지요.

(사례 1, 여자 67세 - 남편)

　집이 00이에요. 시골이니까 돌아가시면 거기서 그냥 장례 치르면 돼
요. 선산도 있고.

(사례6, 여자 67세 - 아들)

평상시 자기가 죽으면 묘를 써 달라고 했는데 그건 수차 얘기했어요. 묘는 무슨 묘를 쓰냐, 돈도 없고, 산도 없고, 겨우 달래서 화장하는 걸로 동의는 받아 냈어요.

(사례 5, 여자 66세 - 남편)

집 뒤에 묻어 두고 내가 어떻게 그걸 보고 사냐 해서 공원묘지로 가기로 했어요.

(사례 8, 남자 31세 - 어머니)

우리가 천주교인데 00병원이 천주교니까 천주교 식대로 다 할 수 있으니까 그리고 갈까 하고 있는데 자식들이 결정해야 할 문제라......

(사례 1, 여자 67세 - 남편)

⑪ 최선을 다했다는 자기 위안

죽음을 수용하고는 그간의 투병생활에서 할 만큼 했다는 자기 위안을 가지고 있었다. 자기 위안을 위해 병원에서 치료거부를 해도 입원 치료를 고집하고, 의사가 더 이상의 치료를 중단하자고 요청해도 계속 치료받기를 원하였다.

이 사람은 올 때까지 왔고, 살 만큼 살았다고 생각해요. 죽은 후에 후회 안 하려고 여기까지 데리고 왔어요.

(사례 2, 남자 61세 - 부인)

기다리고 있는데 연락이 와서는 입원해도 소용이 없다, 집에서 편안히 돌아가시게 해라, 아님 한 달에 두 번씩만 통원 치료를 해라 하는데 그게 되나요. 그렇게 보낼 수는 없지요. 해서, 그럴 수도 없고 해서 6월 21일인가 이리로 모시고 왔지요.

(사례 3 남자 67세 - 부인)

어떻게 보면 제가 여기까지 붙들고 왔는지도 모르죠. 본인은 포기를 했었으니까, 본인은 포기를 했었어요. 근데 내가 (포기가) 안 되드라구요. 그래 내가 이왕 시작한 거 다른 대안이 없으니까, 달래서 이리 끌고 온 거지요. 그래도 보호자는 끝까지 하고 싶죠. 끝까지 매달리고 싶은 심정이지요.

(사례 10, 남자 49세 – 부인)

다른 분 같은 경우는 아마 벌써 돌아가셨을지도 몰라요. 2년이라는 치료과정이 참 힘들더라구요. 가족들이 참 애를 많이 썼어요. 그래서 연장이 된 것 같은 생각이 들어요.

(사례 11, 여자, 66세 – 딸)

또한 치료를 해 주지 못했다는 후회를 하지 않기 위해 어느 정도 치료비를 부담할 것을 각오했던 것으로 나타났다.

한 일이천 안 까먹고 가겠느냐, 그 각오는 했지요.

(사례 2, 남자 61세 – 부인)

처음에는 빚을 내서라도 치료해 드려야지 했지요.

(사례6, 여자 67세 – 아들)

아버지가 고생한 것이 억울해서 집을 팔아서라도 치료하겠다 싶지요.

(사례 13, 남자 65세 – 딸)

자식들은 부모에게 제일 좋은 진료를 받게 했다는 위안감을 갖고 싶어 큰 병원으로 모시는 것으로 나타났다.

000 병원이나 다른 병원으로 갈 수도 있었지만 00에서 그래도 제일 큰 병원에서 모시고 싶었어요.

(사례 13, 남자 65세 - 딸)

여기 00에서는 여기가 제일 큰 병원이잖아요.

(사례 3 남자 67세 - 부인)

가족들은 큰 기대를 하지 못하면서도 환자 자신이 원하는 한 치료를 받게 했다는 데 위안을 받는 것으로 나타났다.

영감이 00대를 (애)원을 해서 00대에 사위 외사촌 이모가 의사를 해서 그리 가려는데 이틀 동안 기다리는데 자리가 없다고 해서 기다리는데, 본인은 무진 기다리는데 이리로 오게 됐어요.

(사례 3 남자 67세 - 부인)

그래서 치료를 받아 봤는데 결국엔 약도 없다, 치료도 안 되고, 본인이 여기서 마감을 하고 싶어 했기 땜에 이리로 다시 오게 된 거지요.

(사례 10, 남자 49세 - 부인)

일단 엄마가 살려고 그러는 의지가 있는 한 우린 엄마에 대해서 포기할 수 없다, 우리는 그게 인제, 어쩌면 도리나 어떤 윤리적인 그런 거라는 상황에서 나오는 거 같애요.

(사례 11, 여자, 66세 - 딸)

엄마를, 그래서 누가 하나가, 조금, 이렇게, '아, 힘들다'라는 표현을 했을 때 아니면 아버지가 그런 표현을 했을 때 자식들이 좀 그런 거를 거부하고, 그런 생각을 하는 걸 싫어한다든가 그런 생각이 좀 있었거든요.

(사례 11, 여자, 66세 - 딸)

아니 이런 데 다른 방법은 없나요. 뭐라도 할 수 있다면 하고 싶은데, 방법이 없다고 하니 참으로 답답하지요. 치료가 희망이 없다고 하니 그냥 기다리는 거지요. 근데 진짜 아무 방법이 없는 건가요.

(사례 3 남자 67세 – 부인)

⑫ 임종을 위한 의료진의 지지 필요

가족들은 죽음을 수용하고 임종을 지켜보면서 의료진의 지지를 받고 싶어 하였다. 그럼에도 환자 상태를 묻는 질문에 무감각하게 대응하고, 환자가 아파하는 것을 무심하게 받아들임에 섭섭해 하였다. 좀 더 다정하게 대해 주지 않음에는 씁쓸함, 질문에 대답을 안 하거나, 예상치 못한 대답을 들었을 때는 민망함을 느꼈다고 표현하였다.

아파하시며 기운 없어하시는 걸 보면 뭐라도 하나 해 주었으면 하는데 평범하게 받아들이고 이해하는 거 같아 섭섭하지요. 보호자 앞에서는 많이 아파하시는군요 하고 동정도 해 주고 하면 괜히 고맙고 할 텐데 그러지를 않으니까 섭섭하지요.

(사례 9, 여자 58세 – 며느리)

세 달 동안이나 지켜보면 내 가족이다 싶은 생각까지는, 그건 안 되겠지만 조금만 더 다정하게 대해 주면 그게 굉장히 고마울 텐데 그러지가 못하니까 맘이 쓸쓸하지요. 다른 분들 대할 때도 보면 그래요.

(사례 9, 여자 58세 – 며느리)

의사선생님에게 여쭤 보기도 민망하기도 해요. 다 결론이 나와 있는 상태라 그러기는 하는데 그래도 물어보면 뭘 잘못한 느낌이 들게 해요.

(사례 9, 여자 58세 – 며느리)

'이런 힘이 어떻게 남아 있는지 모르겠어요.', 그랬더니, 가족들한테 물어보라는 거예요. 그동안 간호한 가족들한테 물어보라는 거예요. 그래서 내가 좀 민망해 가지고......

(사례 11, 여자, 66세 – 딸)

(3) 예측된 상실반응

연명치료 중단을 결정하고 가족들은 예상되는 이별로 인한 초조함, 자식을 앞세운다는 데 대한 한탄, 환자의 치료 불이행 태도를 원망, 치유가 되지 않음에 대한 회한, 환자에 대한 연민, 자신의 처지 한탄, 지나온 생활을 회고함을 경험하는 것으로 나타났다<표 14>.

〈표 14〉 연명치료 중단 결정 후의 경험: 예측된 상실반응

주제	경험내용
예측된 상실반응	예상되는 이별로 인한 초조함
	자식을 앞세운다는 데 대한 한탄
	환자의 치료 불이행 태도를 원망
	치유가 되지 않음에 대한 회한
	환자에 대한 연민
	자신의 처지 한탄
	지나온 생활을 회고함

① 예상되는 이별로 인한 초조함

DNR 결정 후 가망 없는 퇴원을 하기로 의사와 합의한 후 퇴원을 준비하는 과정에서 불면증과 초조함을 호소하고 있었다.

잠을 잘 못 자요. 동네 병원에 가서 수면제 몇 개 받아 와서 먹고 하는 것도 한두 번이지 그것도 어렵고. 앞으로도 고통이 따를 거라는 생각을 해요. 왜 이리 시간이 빨리 가나 싶어요. 그 날짜가 빨리 다가오는 것 같아요. 날짜를 정해서 그날이 빨리 다가오니 맘이 아프기도 하고 부담이 되기도 하고 그렇지요.

(사례 1, 여자 67세 - 남편)

그래 오늘 아침에도 12시면 가겠구나, 더 이상 나쁘지 않게 깨끗하게 가겠구나 하고 있는데, 오후에 와서, 그 의사 있지요, 000 의사. 그분이 와서 그러데요. 언제까지 갈지 모르겠다고. 그래 서너 시면 가겠지 그리고 있는데 지금까지지요. 가족은 애가 타요.

(사례 7, 남자 41세 - 아버지)

② 자식을 앞세운다는 데 대한 한탄

기대가 많이 되었던 아들을 잃는다는 데 대한 한탄, 젊고 자식도 없이 아들이 죽게 되자 며느리도 보내야 된다는 생각을 하는 것으로 나타났다.

입에 담기도 싫은 말인데, 자식이 저래 되니...... 가슴이 메어지지요. 나도 기대가 많았구요. 하늘 같은 아들이지요. 삼 남매 장남이에요. 기대가 많았는데 이래 되니 고통이나 없이 가라 하는 게 부모 맘이지요.

(사례 7, 남자 41세 - 아버지)

너무 나이가 아깝고, 너무 아깝잖아요. 좋은 며느리도 놓치고, 걔도 불쌍하지요. 이제 스물넷인데. 걔도 꿈같을 거예요. 애도 없어요. 계속 아파서 결혼하고 1년 정도 사는데 저래 됐으니.

(사례 8, 남자 31세 - 어머니)

③ 환자의 치료 불이행 태도를 원망

남편의 경우 환자가 치료이행을 잘하지 못해 병이 악화되었다고 생각하여 환자를 원망하고 있었다.

> 말도 잘 안 듣구. 당뇨면 자기 몸을 생각하고 신문이나 책이나 그런 거도 보구, 읽고 열심히 해야 하는데 안 하더라구요. 책도 보구 조심을 잘 했으면 좋은데 느려 빠져 가지구 안 하더라구요.
>
> (사례 5, 여자 66세 – 남편)

④ 치유가 되지 않음에 대한 회한

치유에의 희망을 가지고 치료를 했으나 회복되지 못하고 죽음을 맞이하게 됨에, 희망이 없음에 안타까움과 허전함, 하루하루 속아 살아왔다고 표현하고 있어 회한의 감정이 있음을 알 수 있었다.

> 회복이 안 되는 게 제일 고통스럽고 안타까워요.
>
> (사례 1, 여자 67세 – 남편)

> 그래 하루하루 속아 살고 있어요.
>
> (사례 2, 남자 61세 – 부인)

> 써 달라는 거 써 주고 했지요. 써 주고 나니 마음이 더 허전하더라구요. 9개월 동안이나 영감 수발 다 했는데 살릴 수가 없다고 하니 허전하지요.
>
> (사례 3 남자 67세 – 부인)

> 동생이 골수를 주고, 그래 이식도 받고 했는데 계속 치료를 받는 도중에 파경에 이른 거지요.
>
> (사례 8, 남자 31세 – 어머니)

낫겠다는 희망만 가지고 있다가, 희망이, 희망이 절망이 되고, 절망이 됐지요.

(사례 10, 남자 49세 - 부인)

보완요법에 대한 정보를 가지고 있으나 의료진이 사용하지 못하게 하고, 많은 환자들이 보완요법 사용에도 불구하고 사망한다는 데 대해, 적극적으로 하지는 않는 것으로 나타났다. 그러나 병원치료가 효과가 없자 좀 더 적극적으로 보완요법을 해볼 것을 안 했는가 하는 후회를 하고 있는 것으로 나타났다.

이식하고 바로 안 되는 거 알았으면 딴 거라도 해볼 텐데, 안 되면 다른 조치라도 취해 봤으면 하는 아쉬움이 있지요.

(사례 8, 남자 31세 - 어머니)

다른 건 뭐가 없었을까 싶기도 하고, 차라리 치료를 받지 말고 두었으면 그게 더 낫지 않았을까 싶은 생각도 들고 그러지요.

(사례 10, 남자 49세 - 부인)

그래서 이렇게 저희 가족들은 병원치료에 대한, 뭐 생각은 아마 기본적인 치료는 물론 해야 되겠지만 이런 식으론, 거의 아니라고 생각하고 있어요.

(사례 11, 여자, 66세 - 딸)

그러니까 홍삼도 해 오고 드려 보았는데 열나고 하니 의사선생님이 못 주게 해서 말았어요.

(사례 9, 여자 58세 - 며느리)

당뇨에 좋다는 누에가루도 먹여 보고 할 건 다 했는데 병원에서 그게 무슨 효과가 증명된 게 아니라고 하데요.

(사례 5, 여자 66세 - 남편)

⑤ 환자에 대한 연민
환자가 고통스러워하는 모습에 연민을 느끼고 있었다.

　속상하기도 하고 불쌍해 보이기도 하고, 애처롭기도 하고. 약 맞고 싸고 기고 할 때는 불쌍해서 못 봐 주겠더라구요.
(사례 5, 여자 66세 - 남편)

　배가 아프면 어린애 아픈 듯이 나부대요. 떼굴떼굴 구르면서.
(사례 13, 남자 65세 - 부인)

⑥ 자신의 처지 한탄
대상자가 배우자인 경우 같이 살아온 삶을 다시 누릴 수 없다는 생각에 자신의 처지를 한탄스러워하고 있음을 알 수 있었다.

　이렇게 아프기 전에는 영감이랑 나랑, 내가 못하는 거 영감이 하고, 영감이 못하는 거 내가 하고 그러고 지냈는데 이젠 그도 못 하게 생겼으니....... 허전하죠.
(사례 3 남자 67세 - 부인)

　내가 참 재수가 없는 사람이에요. 다른 사람들은 다 마누라가 건강한데, 여자들이 더 건강하잖아요. 그래야 돌아도 다니고 할 텐데......
(사례 5, 여자 66세 - 남편)

⑦ 지나온 생활을 회고함
가족들은 죽음을 수용하고 임종준비를 하면서, 초기 발병 시부터

투병생활, 임종이 임박한 지금까지의 지나온 생활에 대해, 환자에
대한 기억을 회고하는 것으로 나타났다.

그러잖아도 짐 정리를 하다 보니, 집사람이 한 5년 전에 써 놓은 일
기가 있어 들여다보다 가슴이 아파 다 못 보았어요. 아이들 걱정, 뭐, 미
국 가 있는 아들 걱정이지요. 이렇게 면회하고 다시 집에 가서, 생각하
고, 하면 자꾸 후회스럽고, 그날 하루 지냈던 것이 그야말로 후회스러움
이 많아서 빨리 잊는 게 낫구나 하는 생각이 들더라구요.

(사례 1, 여자 67세 – 남편)

37년을 살았는데, 내가 스무 살, 저 사람이 스물네 살에 만나 가지고
37년을 살았는데 이날 이때꺼정 돈 한 푼을 못 벌었어요. 내가 30년이
나 직장생활을 해서 그럭저럭 살았는데, 술값 달라 하면 술값 주고. 머
스마가 둘인데 애들 빗나갈까 숨죽이며 살았는데……

(사례 2, 남자 61세 – 부인)

따라갈 수도 없고, 대신 아플 수도 없고. 영감이 깔끔하고 멋쟁이예
요. 잘하고 다녔는데…… 아까 의사 만났는데 기적이나 희망이 있는 것
도 아니고 그렇지요 뭐. 살렸으면 좋겠지요. 하필이면 이런 병에 걸렸나
싶고. 예전에 왼쪽 다리, 요기, 잘라내고 이었어요. 00병원에서 한 20일
동안 입원했는데 뼈가 바스러지는 병이 걸렸나 봐요. 그래 잘라내고 이
었어요. 그때, 그때만도 담배를 끊었다면 이런 병이 안 걸렸을 텐데 하
는 생각이 들지요.

(사례 3 남자 67세 – 부인)

아버지는 11살 때 일정 때 태평양 전쟁 때 자진해서 징용 가선, 돈
벌어 오겠다고 가곤 소식이 없어요. 죽었는지 살았는지 확인도 못 하고.
죽었다는 전갈만 받았어요. 같이 간 사람이 그러는데. '아파서 돌아갔다.

나도 직접은 보지 못했는데 친구들이 무덤도 만들어 줬다고 하더라.' 하고 전해 들어서 알지요. 먹고살기 바쁘니...... 아님 그 사람들 데리고 가서 뼈라도 모셔 올 텐데 그도 못 하고, 돈이 드니......

(사례 5, 여자 66세 - 남편)

마음은 이루 말할 수가 없지요. 어떻게 다 말로 할 수가 있겠어요. 제가 서른셋에 난 아들이에요. 둘째가 서른일곱에 낳고, 이루 말할 수가 없지요. 어떻게 이런 일이 생겼을까, 어떻게 이렇게까지 될 수 있을까, 운명인가. 운명이라고 해도 어찌 이럴 수가 있을까. 내가 뭘 그리 잘못했을까. 선생님도 최선을 다했다는 거 알아요. 저도 자식을 살리려고 쬐끔 가지고 있는 땅도 팔고, 그래도 빚만 남기고, 빚 아니라 내 몸을 팔아서라도 자식을 살릴 수 있다면 살려 볼라고 애를 썼지요.

(사례 8, 남자 31세 - 어머니)

이상으로 본 연구의 결과는 다음과 같다.

1. 연명치료 중단 결정 시 말기환자 가족의 경험은 연명치료 중단 결정시기와 연명치료 중단 결정 후로 범주화되었다.
2. 연명치료 중단 결정시기의 경험에서는 연명치료 중단 결정요인, 결정과정, 결정 참여자가 주제로 도출되었고, 연명치료 중단 결정 후의 경험에서는 치료의 내용, 죽음수용, 예측된 상실반응의 주제가 나타났다.
3. 연명치료 중단 결정요인은 회복가능성, 영향을 주는 요인은 고령, 고통경감, 신체손상, 의식수준, 부담감, 주변의견, 가족의 과거 경험, 환자 본인의 평소 희원이었다.
4. 연명치료 중단 결정과정은, 의사의 권유 후 가족합의, 의사의

암시에 가족이 퇴원요구, 주변 의견수렴, 의료진이 확실하게 의사결정을 해 주기를 바람의 경험내용이 나타났다. DNR은 의사가 먼저 권유하고 이를 가족이 수용하는 형태로 사례 모두에서 DNR 결정 동의서를 작성하였다. 가망 없는 퇴원의 경우는 의사가 먼저 권유하기도 하고 가족이 요구하기도 하는데, 가족이 먼저 퇴원을 요구한 경우에도 의사가 먼저 퇴원 가능성에 대한 의사 표시를 한 것에서 기인하고 있다. 가족이 퇴원을 요구한 경우 퇴원 심의 팀 회의를 통하여 결정하였는데, 퇴원요구가 받아들여진 경우는 가족과 의료진의 합의하에 퇴원을 하였고, 받아들여지지 않은 경우는 계속 재원하였다.

5. 연명치료 중단 결정 참여자에서는 환자를 배제하고 가족들이 결정, 환자에게 알리고 결정에 참여하도록 함의 경험내용이 나타났다. 참여자는 의사와 가족, 친지들로 가족합의 과정에서 환자는 철저히 제외됨을 알 수 있었는데, 14사례 중 하나의 사례에서만 딸이 아버지에게 말기라는 진단을 얘기했을 뿐이었다. 간호사도 참여하지 않은 것으로 나타났다.

6. 치료의 내용에서는 치료중단 자체에 대한 갈등, 고통경감과 생명단축 사이에서의 갈등, 계속되는 연명치료에 대한 분노, 병원에서의 기본간호에 대해서도 분노, 계속되는 치료를 거부하지 못함이란 경험내용이 나타났다. 의료진으로부터 연명치료란 어떤 것이고, 어떤 치료를 중단할 것이라는 데 대해 충분한 설명을 듣지 못해, 치료가 계속되는 것을 받아들이지 못하고, 심지어는 기본간호 활동에 대해서도 분노하였으나 치료를 거부

하지는 못하였다.

7. 치료중단 결정 전후 치료내용의 변화는 없었다. 혈압상승제 사용은 7명이 사용하고 있다가 5명이 계속 사용하였고 2명은 점차 줄여 나갔다. 호흡기는 6명이 부착하고 있었는데 치료중단 결정 후에도 계속 부착하고 있었으며, 한 명의 경우는 DNR 동의 후에 새로이 호흡기를 부착한 것으로 나타났다. 투석은 1명이 하고 있었는데 계속하였고, 수혈은 2명이 하고 있었는데 한 명은 중단하였고, 나머지 한 명은 혈색소 검사를 하면서 필요시 계속 수혈을 하는 것으로 나타났다. 항생제 사용도 1명을 제외한 13명이 모두, 위관 영양은 2명이 시행하다가 2명이 모두 시행하였고, 주사 영양은 14명 모두 계속 투여되었다. 안정제 사용은 2명, 진통제 사용은 10명에서 계속 사용하는 것으로 나타났다. 이러한 처치 변화에 의사 외에 다른 의료진의 참여나 환자, 가족의 의견은 반영되지 않는 것으로 나타났다.

8. 죽음수용에서는 죽음을 받아들이기까지의 준비 기간 필요, 환자 자신이 죽음이 임박했음을 알고 있다고 생각, 환자 자신이 삶의 마무리를 잘하기 바람, 환자에게 임종준비를 시키지 못함에 대한 죄책감, 고통 없이 가기를 바람, 깨끗하게 가기를 바람, 모든 것을 다 소진함, 임종을 위해 가족이 모두 모임, 병원환경 및 면회제도에 대한 바람, 장례준비, 최선을 다했다는 자기 위안, 임종을 위한 의료진의 지지 필요의 경험내용이 나타났다.

9. 예측된 상실반응에서는 예상되는 이별로 인한 초조함, 자식을

앞세운다는 한탄, 환자의 치료 불이행 태도를 원망, 환자에 대한 연민, 자신의 처지 한탄, 지나온 생활을 회고함의 경험내용이 나타났다.

제5장 논 의

본 연구에서는 말기 진단을 받은 환자의 가족을 대상으로 연명치료 중단 결정 시 경험에 대하여 심층면담을 실시하고, 면담내용을 내용 분석법으로 분석하였다. 분석 결과 6개의 주제에 39개의 경험 내용이 나타났다. 면담지침서의 질문영역에 따라 연명치료 중단 결정 시 경험과 연명치료 중단 결정 후 경험으로 범주화하였는데, 연명치료 중단 결정 시 경험은 연명치료 중단 결정요인, 연명치료 중단 결정과정, 연명치료 중단 결정 참여자의 주제가 도출되었고, 연명치료 중단 결정 후 경험은 치료의 내용, 죽음 수용, 예측된 상실 반응의 주제가 나타났다.

본 연구결과를 토대로 연명치료 중단을 결정한 말기환자 가족의 경험에 대해 논의하고자 한다.

1. 연명치료 중단 결정시기의 경험

결정요인은 무엇보다도 회복가능성이었고, 영향을 주는 요인은 고령, 고통경감, 신체손상, 의식수준, 부담감, 주변의견, 가족의 과거 경험, 환자본인의 평소 희원이었다.

회복가능성은 가망이 없다는 주치의의 의견을 받아들인 것으로, 가족들은 어떤 객관적인 자료에 근거하여 의사결정을 하기보다 의사의 전문적 판단을 그대로 수용하고 있었다(김선옥, 1999; 허대석, 1999; Keenan 등, 1997; Danis 등, 1996).

많은 연구에서 회복가능성이 없다는 것(Schneiderman, Jecker & Jonsen, 2001; McGee, Weinacker & Raffin, 2000; Rubenfeld & crawford, 1996; Knaus 등, 1991; Goris 등, 1985)을 객관적으로 입증하고자 노력을 하였는데, 본 연구에서는 그중 환자의 사망률을 예측할 수 있는 도구로 국내외적으로 타당도와 신뢰도가 입증된 APACHE Ⅲ 점수와 MOF 점수(구미지와 김명희, 2002; 방은치, 고신옥과 정재원, 1997; Knaus 등, 1991; Goris 등, 1985)를 사용하였다. 본 연구에서 APACHE Ⅲ 점수는 평균 60.6점으로 70점 이상인 경우 사망빈도 80% 이상, 140점 이상에서는 모두가 사망했다고 보고한 것보다 다소 낮게 나타났다. MOF 점수 역시 손상 기관 수 2.9개, 손상점수는 3.6점으로 손상 기관 수가 3개인 경우 사망률이 60~70%라고 한 것(방은치, 고신옥과 정재원, 1997; Knaus 등, 1985)보다 다소 낮게 나타났다. 이는 본 연구의 대상자의 71%가 말기 암환자로, APACHE Ⅲ 점수나 MOF 점수가 암환자의 사망률을 예측할 수 있는 객관적 지표로 삼기에는 다소 부적절한 것으로 보인다.

말기환자의 치료중단 결정 시 연령의 관련성이 높다고 하였는데(구미지와 김명희, 2002; Abbott 등, 2001; 김선옥, 1999; 김상희, 1998; Hanson, Danis & Garrett, 1997), 본 연구에서 고령이 연명치료 중단의 요인이 된 경우 환자의 평균연령이 66.3세였다. 고령으로 연명치료 중단을 결정하는 경우 가족들은 '연세가 칠십이 넘었다.', '살 만큼 살았다.', '제 명대로 살다 간다.'로 표현하고 있었는데, 고령은 자연의 순리로 인간이 극복할 수 없다고 생각하고 있었다. 이러한 가치 척도는 각종 계획과 처치가 인간에게 의미가 있는가, 없는가를 결정해야 하는 부담감을 덜어 주는 일로, 가족들은 고령일 경우 보다 쉽게 연명치료를 중단하는 것으로 해석된다. 고령이 연명치료 중단의 사유가 되는 것은 생물학적 관점의 노화 이외에도 사회적 관계로부터 서서히 격리되어 가는 것(Elias, 1982; 최영희 등, 1992)으로도 볼 수 있다. 우리나라의 경우 60세 이하인 경우 경제활동 참가율이 70% 이상이나, 60세 이상인 경우 35%로 급격히 떨어진다(통계청, 2003; 심인선, 2002). 본 연구에서도 노인 환자 모두 직업이 없어, 이는 사회적 유용성이 떨어져 노인의 연명치료 중단이 쉽게 용인되는 것은 아닌지에 대한 감시가 필요하다.

환자의 신체손상이 연명치료 중단 결정에 영향요인이 되었는데 본 연구에서 나타난 신체손상이란 깨끗하게 신체적 장애 없이 죽기를 원하는 것이었다. 가족들은 말기에 환자에게 부종이 나타나고,

출혈성향으로 온몸에 멍이 들고 심한 악취가 나는 것을 자연스러운 임종증상(이은옥 등, 1994)으로 받아들이지 못하고 깨끗하게 죽어가기를 원하였다(Steinhauser 등, 2000a; 2000b). 또한 가족들은 고통경감과 신체손상에 대한 것을 들어 연명치료 중단을 결정하였는데, 이러한 고통과 신체손상이 환자에게 해를 주는 것이라는 생각을 하고 있어, 악행금지의 원칙에 해당된다고 하겠다. 카렌과 낸시의 사건에서는 가족들은 '자비'에 대한 개념을 말하고 있어 선행의 원칙에 해당된다고 하는 것(Pence, 2000)과는 차이가 있었다.

환자를 돌보는 데 대한 부담감이 말기환자의 연명치료 중단 결정에 반영되는 것으로 나타났는데 돌봄에 대한 부담감은 집이나 병원 모두에서 환자를 직접 돌보는 것에 대한 부담감을 의미하였다. 가족들은 좀 더 일찍 연명치료를 중단하고 퇴원하고자 하였다가도 집에서 환자를 돌보는 일이 부담스럽고, 통증조절을 할 수 없어 입원치료를 계속하는 것으로 나타났다(허대석, 2001; Fried 등, 1999; O'Brien 등, 1995).

치료비에 대한 부담감은 오랜 투병생활, 중환자실에서의 치료 등으로 가족의 치료비 부담이 크다는 것으로 환자의 말기 상태에 치료비 부담이 커지는 것(윤영호, 2002; 허대석, 2001; 염창환, 2001; 신기수, 1999)을 알 수 있었다. 재가 암환자 10명 중 4명이 죽음의 불안감이나, 육체적 고통보다 경제적 문제가 가장 어렵다고 하였고, 사망 전 6개월 동안의 진료비는 점차 증가하여 사망 전 2개월 동안에 약 50%, 1개월 동안에 약 30%가 지출되었다. 외래진료비는 사망 전 3개월 전까지는 증가하다가 2개월 전부터는 감소하는 반면,

입원진료비는 사망에 가까울수록 증가하는 경향이 있다(박노례 등, 1999; 신기수, 1999). 가족의 경험에서 치료비 부담이 나타나는 것은 미국의 경우 불과 5%(Ferrand 등, 2001)로, 이는 우리나라만의 문제이다. 본 연구에서 연명치료 중단을 결정하는 데에 가족들은 '치료가 효과가 없다면 무작정 돈을 들일 수가 없지 않겠는가.', '불필요한 치료를 하는 것은 국가적으로도 손해다.', '병실도 모자라는데 차지하고 있는 것이 미안하다.'라는 표현을 하고 있다. 그러나 이는 한정된 자원의 활용에 대한 분배의 정의를 논하는 것(Munson, 2001)과는 달리 가족의 부담이 과중하다는 것을 의미한다.

이렇게 말기환자의 연명치료를 중단하고자 할 때 환자의 상태에 대한 확실한 의학적 근거를 바탕으로 결정하되 환자의 이익이 최대가 되도록 하여야 한다. 그러기 위해서는 가족이 간호에 대한 부담감이나 경제적 어려움으로 치료중단을 결정하지 않도록 하여야 한다. 또한 말기환자의 무의미한 치료에 드는 비용을 이들의 삶의 질을 높일 수 있는 방향으로 전환하여 사용할 수 있는 제도적 장치를 마련하여야 한다. 그리하여 집에서 통증조절을 할 수 있거나, 가정간호사의 도움을 받아 가족이 임종간호를 할 수 있도록 하고, 말기환자 간호를 위한 요양기관이나 간호기관을 설립하여야 한다.

본 연구에서 나타난 연명치료 중단 결정 과정은 의사가 먼저 권유하고 가족이 이를 수용하는 형태로, 연명치료 중단이 의사들에 의해 먼저 권유되었음을 알 수 있었다(Esteban 등, 2001; 김상희, 1998; Keenan 등, 1997; Danis, 1996). 김상희(1998)의 연구에 의하면 의사 본인들이 말을 어떻게 하느냐에 따라 가족의 결정이 달라진다고 하였는데 실제 본 연구에서도 의사가 심폐소생술 시 갈비뼈가 손상 되거나, 치아가 손상되고 추가로 비용이 든다고 설명을 해서 가족이 치료중단에 동의하는 것으로 나타났다. DNR 동의서 작성은, 본 연 구에서는 모두 작성한 것으로 나타났다. 이는 김선옥(1999)의 연구 에서 54.8%, 김윤숙(2003)의 연구에서 11.8%보다 높은 것으로 보 라매 사건 이후 DNR 동의서 작성을 의무화한 병원의 정책과 관련 이 있다.

가족이 먼저 가망 없는 퇴원을 요구한 경우도 있었는데 이 역시 의사가 중단에 대한 의중을 표시한 것에서 기인하고 있다. 가족이 퇴원을 요구한 경우 퇴원 심의 팀 회의를 통하여 결정하였는데, 퇴 원요구가 받아들여진 경우는 가족과 의료진의 합의하에 퇴원을 하 였고, 받아들여지지 않은 경우는 가족이 의사를 원망하면서 계속 재 원하였다. 또한 가족 간에도 연명치료 중단 결정 자체가 윤리적으로 옳은 것인지에 대한 갈등과 퇴원 시기에 대한 갈등이 발생하였는데 이는 Abbott(2001) 등의 연구에서 연명치료 중단 결정 시 가족 간 에 의견이 일치하지 않아 갈등이 발생하고, 의료진과 가족 간에 의 사소통 불일치로 갈등이 발생하였다고 보고한 것과 유사하다. 또한 가족들은 치료중단에 관해 의료진이 전반적이고 최종적인 결정을 해 주기를 기대하고 있었다. 치료중단이 의사에 의해 먼저 권유되고 가족이 이를 수용하는 형태이기 때문에 가족들은 모든 결정을 의사 에게 의지하고 있는 것으로 보인다.

이렇게 결정과정에서 발생할 수 있는 윤리적, 법적 갈등을 최소 화하기 위해, 미국의학협회는 공정한 의사결정을 위해 단계적으로 절차를 밟고, 필요시 윤리위원회 등을 통해 치료중단을 결정하는 것을 권고하고 있다. 우리나라의 경우 대한의사협회는 환자관리지침을 제정하고 대한병원협회에서는 각 의료 기관에 이 지침을 통보하고 병원 윤리위원회 등을 설치할 것을 권고하고 있다(대병협기조 제99-45호 공문). 윤리위원회의 결정은 어떤 강제력을 가지는 것도 아니며 현재 아무런 법적인 보호도 받지 못한다. 다만 어느 정도의 절차적인 정당성은 확보할 수 있고, 윤리위원회를 거쳐 논의하는 동안 첨예한 이해관계나 가치충돌이 완화될 수 있는 기회를 가질 수 있을 것(박석건과 정유석, 1999)으로 기대되기 때문이다. 따라서 간호사는 환자의 사회문화적 배경을 잘 이해하고, 윤리적 법적 기준을 잘 알고 위원회의 구성원이 되어 환자의 옹호자 역할을 하여야 한다.

윤리위원회 운영에 대해 의사들을 대상으로 조사한 결과(박연옥, 고은정, 이이형과 소의영, 2001), 필요성이 7점 척도에서 6.6점을, 퇴원결정에 영향을 준 정도가 5.8점으로 나타났다. 또한 주치의 단독 결정에 대한 부담감을 공유할 수 있어 법적인 보호를 받을 것까지도 기대하는 것으로 나타났다. DNR 정책을 사용하기 전과 후를 비교한 결과 사망률에는 변화가 없으면서 CPR 비율, 인공호흡기 부착률은 현저히 감소했다(Davila, 1996)는 것을 볼 때, 이러한 팀을 운영하고 DNR 정책을 적용하는 것이 의료진의 균형 있는 결정을 기대하고, 과다한 의료비용의 지출을 감소시킬 수 있을 것으로 기대된다. 그러기 위하여서는 법적, 제도적 장치가 뒷받침되어야 한다.

본 연구에서 연명치료를 중단하는 것을 환자를 제외하고 의사와 가족이 결정하였는데 선행연구(김성렬, 2001; Abbott 등, 2001; 허대석, 2001; 장상옥, 2000; 김선옥, 1999; 손명세, 1998; 김상희, 1998; Keenan 등, 1997; Wood & Martin, 1995)에서도 의사와 가족과 친지들이 결정하는 것으로 나타났다. 이러한 가족의 역할은 나라마다 다른데 북미의 경우 환자의 자율성이 무엇보다 중요하여 치료를 선택하고 거부하는 것은 환자의 기본권리로 인정되고 있다(Esteban 등, 2001; Asch, Hansen-Flaschen & Lanken, 1995). 미국의 경우 환자의 자율적 의사존중이 매우 중요하여 환자가 의식이 있을 경우 일차적 의사결정을 하고 의식이 소실된 경우를 대비하여 미리 사전 의사결정서를 받아 둔다. 그렇지 못할 경우 환자의 유언이나 평소의 말이나 행동을 근거로 보호자가 의사결정을 할 수 있도록 되어 있다(김일훈, 2001; Pence, 2000; Abbott 등, 2001; Wilson, 1996). 그러나 대부분의 유럽국가에서는 치료 중단이나 보류는 의학적, 윤리적인 문제로 결정은 의사가 해야 한다고 생각한다(Vincent, 1990; Sjokvist 등, 1999). 한편 아시아 국가인 대만에서는 환자에게 알리지 못하게 하고 자식들이 결정(Manosilapakorn, 2002)하며, 일본(Shirahama, 1997)에서도 환자 자신의 의견보다 자식의 의견을 존중하고 있다. 북미의 경우 환자의 자율성을 보다 중요시하고, 유럽의 경우 의사의 치료 의무를 보다 중요시하고, 아시아의 경우 가족 구성원의 조화를 더 중요하게 생각하고 있었다. 의사-환자의 양측 관계가 아닌 환자, 가족, 의사의 삼자 관계설정에 대한 이해가 필요한 부분이다.

우리나라의 경우 말기진단과 연명치료 중단이 거론된다는 것을 환자에게 알리는 일이, 투병생활에 도움이 되지 않고 환자에게 해를 주는 것이라 여기고 있어 악행금지의 원칙에 해당된다고 하겠으나 자율성 존중의 원칙에는 위배된다(박연옥, 고은정, 이이형과 소의영, 2001; Beauchamp과 Childress, 2001). 그럼에도 가족들이 나름대로 윤리적 정당성을 가질 수 있다면 카렌과 낸시 사건의 판결(Pence, 2000; Munson, 2001)에서 환자가 평소에 이야기하였다고 한 것을 바탕으로 환자의 자율성을 인정하여 치료중단을 허용한 것이다. 이는 '환자의 평소 희원'을 반영한 것으로 자율성 존중으로 볼 수 있다는 것이다.

의사결정에 간호사가 참여한다는 것은 한 건도 없었는데 이는 선행연구 결과(김선옥, 1999; 김상희, 1998)에서 간호사가 간접적으로 참여하고 있다고 한 것과는 다르게 나타났다. 이들 연구는 간호사를 대상으로 한 것으로 간호사들은 본인들이 간접적으로 참여하고 있다고 생각하나, 가족들은 간호사들의 의견을 의사결정에 반영한다고 생각하지 않는 것으로 보인다. 이는 외국의 경우 간호사가 의사결정에 참여하는 비율이 60% 이상인 것(Turner 등, 1996; Simpson, 1994)과도 많은 차이가 있었다.

2. 연명치료 중단 결정 후의 경험

연명치료 중단 결정 후 중요한 것은 치료의 내용인데, 연명치료 중단 결정 후에 가족들은 죽음을 수용하고 임종준비를 하고 있어, 그럼에도 불구하고 치료가 계속되는 것에 대해 분노와 갈등을 표현하였다. 이는 DNR을 심장마비가 올 경우 심폐소생술을 하지 않는다는 것으로 이해는 하였으나 심장마비가 일어날 때까지 모든 치료를 다 하며 기다리는 것으로 이해하기보다는 치료를 서서히 줄여가는 것으로 이해하고 있었다. 본 연구에서 연명치료 중단 전후의 치료내용을 보면 혈압상승제는 부분적으로 줄였으나 호흡기 부착은 오히려 늘어났고, 수혈, 투석, 위관영양, 주사영양도 그대로 시행하고 있었다. 항생제도 그대로 투여하고, 진통제, 안정제 등은 약의 종류를 바꾸어 가며 투약하였다. 이는 의료진들이 DNR 결정 후에 고가약이나 침습적 시술 등 비통상적 치료를 줄여 나가는 제한적 치료를 하고 있고 항생제, 위관영양, 주사영양 등 통상적인 치료는 그대로 시행하고, 진통제는 보다 적극적으로 투여하고 있다는 것(김상희, 1998; Evans, 1991)과는 달랐다.

가족들은 치료중단에 대해 의료진과의 인식의 차이로 분노를 경험하면서도 치료를 거부하지 못하고 있었다. 이는 간호나 치료가 기대했던 것이 아니라 실험을 당하고 있다고 느끼게 하고 의료에 대한 불신을 갖게 한다(Abbott 등, 2001). 연명치료 중단 결정 시 치료의 범위, 시기 등을 명확하게 결정하는 것이 가족들이 느끼는 '좋은 죽음(good death)'(Steinhauser 등, 2000a)이고, 비통상적 치료의 거부나 중단이 도덕적으로 타당하다고 인정된다면(이동익, 1999; Evans, 1991), 의료진은 사실을 알리고 환자, 가족과의 합의하에 치료의 범위 혹은 치료의 내용을 결정할 수 있어야 한다. 이를 위해 간호사는 환자의 안위와 존엄을 지킬 수 있는 치료 및 간호가 제공될 수 있도록 옹호자의 역할을 하여야 한다.

본 연구에서 가족들은 연명치료 중단 결정 후에 '모든 것을 다 소진하고 간다.'고 느끼고 있었다. 이는 단순히 생명을 연장시키기 위해 비통상적 치료를 제공하는 연명치료에 대한 집착(유호종, 2002)으로 발생한다. 본 연구에서 가족들은 혹시 기적이 있지 않을까 하는 마음, 다른 방법이 없어서, 환자를 방치하지 않고 최고의 치료를 받게 했다는 자기 위안 등으로 치료에 집착하였다. 다른 연구에서도 연명 치료가 환자, 가족에 의해 요구되는 이유는 다른 대안이 없다는 생각, 진단을 내린 데 오류가 있을 수 있다는 생각, 환자를 포기하지도 방치하지도 않았다고 믿고 싶은 마음, 신에 대한 믿음이나 신념, 의학이 기적을 가져다줄지도 모른다는 비현실적인 기대 때문이라고 하였다(Abbott 등, 2001; Cogliano, 1999). 그러나 전문직에 대한 신뢰의 결여, 잘못된 이론 등으로 의사의 치료거부나 중단 권유에도 치료요구를 한다는 것과는 다르게 나타났고(Abbott 등, 2001; 허대석, 1999; Cogliano, 1999), 의사의 권위에 대한 거부가 힘들어 계속되는 치료를 거부하지 못하는 것은 본 연구에서만 나타났다.

　의료인에 의해 연명치료 중단이 보다 적극 권유되지 못하는 것은 법적인 뒷받침이 없다는 이유도 있지만, 의료인의 태도 때문이기도 하다. 의학이 무한한 생명연장에 가치를 부여하고 환자의 사망은 의학의 실패로 받아들여 끝까지 치료를 고집하기 때문이다(김영훈, 1999; Shannon & DiGiacomo, 1988). 의료인들은 질병을 완치하지는 못하더라도 생명을 연장하는 것을 선이라 생각하고 있기 때문에(윤영호, 2002; 엄영란, 1994), 가능한 치료는 다 해보았다는 의사 자신이 납득하기까지의 시간이 필요해서라고 생각된다.

본 연구에서 가족들은 환자의 죽음을 수용하고는 환자 자신도 죽음이 임박했음을 감지하고 있다고 생각하였다. 그러면서도, 죽음에 대한 이야기를 하면서 환자와 함께 죽음을 준비하지는 못하였다(Steinhauser 등, 2000b). 오히려 환자 자신이 스스로 임종 준비를 하기 바라고, 환자가 아무 준비도 없이 죽어 가는 것에 대해 죄책감을 느끼는 것으로 나타났다. 이렇게 가족들은 임종준비를 하면서도 죽음에 대한 이야기를 하는 것을 꺼리고 있었는데, 의과학 기술의 발전에 따라, 평균수명이 연장되고 병원이 늘어나면서 죽음도 의료화되었기 때문이다(윤영호, 2002; Elias, 1982; 노유자 등, 1995). 죽음을 인정하는 데 대한 혐오감이 죽어 가는 사람을 고립되게 만들고 환자들에게 부정적인 역할, 즉 죽어 가는 것을 알면서도 죽지 않는다고 가정하는 죽어 가는 자의 역할을 강요한다(Steinhauser 등, 2000a; Aries, 1988).

이때 가족들은 의료진의 지지를 필요로 하는데 의료진의 태도가 냉담하고, 환자의 고통을 일상적인 일로 받아들이는 데 대해 실망을 느끼고 있었다. 이는 생명을 연장하는 기술의 완벽성을 추구하는 것이 죽음을 실패로 받아들여 의료진들이 어쩔 수 없는 거부감을 가지고 죽어 가는 사람들을 대하고 있기 때문인 것(Elias, 1982)으로 생각된다. 의료진이 DNR을 결정하고 나면, '일단 한 걸음 뒤로 물러난다.', '신경이 덜 쓰인다.', '적극성이 떨어진다.', '그 방에 한 번 덜 들어간다.'(김상희, 1998)고 한 것을 생각해 볼 시점이다. 호스피스 교육 후 대상자들은 죽음을 삶의 한 과정으로 받아들이게 된다(서문숙과 강화정, 2001; 김분한 등, 1999; 박석춘, 1991). 따라서 간호사는 호스피스 교육을 통해 환자와 가족에게 죽음과 죽어 가는 것에 대해 이야기를 할 수 있도록 하고, 환자가 혼자 죽어 가지 않도록 환자와 가족에게 정보를 주고 정서적 지지를 하여야 한다(한국 호스피스·완화의료학회 편, 2003; 노유자 등, 1995).

본 연구에서 연명치료 중단을 결정하고는 임종을 지켜보기 위해 모든 가족이 모인다고 하였다. 면회도 안 되는 상황에서 온 가족이 중환자실 복도에 모여 있고, 가망 없는 퇴원을 하는 경우 가족, 친지가 집에 모여 환자의 퇴원을 기다리고 있다고 하였다.

임종은 '끝남에 임하여 지켜보고 보살핀다.'라는 뜻이다. 우리나라의 경우 임종은 하나의 사회문화적 사건으로 그동안 못 만났던 사람들이 모두 모이는 집단성이라는 사회적 성격과 순서와 예식을 따지는 문화적 성격을 동시에 가지고 있다(최영희 등, 1990). 이렇게 임종을 위해 모인 가족들은 가족이 함께 있을 공간이 없어 복도에 앉아 있거나, 울고 싶어도 옆의 환자 때문에 마음대로 울지도 못한다고 하였다. 또한 환자가 중환자실에 격리되어 같이 있을 수 없음을 원망스러워 하고 있었다. 다른 환자와 분리되어 임종 환자와 가족이 함께 있을 수 있는 가족실, 대화실이 필요하고 면회규정을 바꿀 필요가 있다(Abbott 등, 2001; Steinhauser 등, 2000b).

배우자의 죽음인 경우 가족들은 장례준비를 자녀들에게 의존하고 있었다. 이는 대상자들이 60세 이상으로 노인은 신체적, 경제적 쇠퇴와 더불어 의존성이 증가하는 경향이 있고, 이중 무엇보다도 중요한 것이 심리적, 정서적 의존성으로 가족, 친지들에게 물질적 도움보다는 심리적으로 의존하려는 경향(Shirahama, 1997; 윤진, 1988)

때문으로 보인다. 반면 자식의 죽음인 경우 자식의 배우자에게 의존하기보다는 부모 스스로 결정하여 진행하고 있음을 알 수 있었다. 이는 부모로서 자녀에게 해야 할 역할과 책임을 다한다는 마지막 과제(윤진, 1988)로 생각하기 때문으로 보인다.

연명치료중단을 결정하고 가족들은 초조함, 한탄, 원망, 죄책감, 회한, 회고가 나타났는데 이는 상실반응의 하나(전미영, 2000; Worden, 1991; Averill, 1968; Lindemann, 1944)이다. 연명치료 중단은 가족의 죽음이라는 상실을 예고하는 것으로 가족에게는 예측된 상실반응이 나타날 수 있고, 예측된 상실반응은 감정적으로 실제 상실과 같다(Worden, 1991; Lindemann, 1944). 상실반응에서 나타나는 회복의 시기가 본 연구에서는 회고와 유사하긴 하나, 대상자들이 실제 상실을 경험한 가족이 아니기 때문에 상실반응에서 나타나는 회복과는 다르다고 보인다. 실제 상실에서의 회고반응은 자신의 향후 문제를 계획하고 자신의 정체성을 다시 찾는 작업을 하는 것이다(Watson, 1995; Worden, 1991; Averill, 1968; Lindemann, 1944). 그러나 본 연구에서 나타난 회고는 단순히 환자와 같이 지내 온 지난 생활을 돌이켜 보는 것으로 실제 상실에서의 회고반응과는 달랐다. 오히려 임종과정에서 배우자들은 배우자들에게 초점을 맞추고, 고통을 함께하고, 전문치료를 받게 하고, 다른 사회활동을 멀리하면서 환자 가까이에서, 환자를 편안하게 하는 데 초점을 맞추고, 추억을 모으는 일을 한다(Duke, 1998). 예측된 상실 기간을 잘 보내면 실제 상실에 적응을 잘할 수 있으므로(Evans, 1994) 간호사는 이를 위한 간호중재 방법을 개발하여야 한다.

3. 연구의 의의

간호는 인본주의와 과학이 결합한 돌봄 과학이다. 돌본다는 것은 건강을 획득하고 유지하고 평화로운 죽음을 맞을 수 있도록 돕는 일련의 과정을 말한다. 본 연구의 의의는 다음과 같다.

먼저 간호연구에 있어서는 말기환자의 연명치료 중단 결정시기를 상실이 예상되는 간호현상으로 이해할 수 있었으며, 연명치료 중단 결정요인을 분석함으로써, 후속연구를 위한 기초 자료를 마련하였다.

간호교육에서는 연명치료 중단을 결정한 가족의 간호중재 방안이나, 중재 프로그램 개발을 위한 기초 자료를 마련하였고, 간호사들이 이러한 연명치료 중단 결정을 하는 윤리위원회, 심의회의에 참석하여 환자의 옹호자가 될 수 있도록 의사 결정할 수 있는 능력을 키울 수 있는 기초를 마련하였다.

또한 간호 실무에서는 연명치료 중단 결정시기가 환자나 가족이 예측되는 상실과 고통을 겪는 때로 간호사는 환자와의 감성적 거리를 유지하면서 도덕적 반성을 통해 인간의 존엄성을 깨닫게 되는 간호의 미감적 특성을 발휘해야 한다. 그리고 이를 매일의 실무에 반영하여 간호의 인본주의적 가치체계를 개발해 나가는 데 기여할 것으로 기대된다.

제6장 결론 및 제언

1. 결론

본 연구는 연명치료 중단을 결정한 말기환자 가족의 경험을 밝히기 위한 탐색적 연구로 실시되었다. 본 연구의 대상자는 환자의 가족이다. 경기도 소재 1개 대학병원에 입원치료를 받고 있고, 주치의가 환자의 치료가 더 이상 의미가 없다고 판단하여 통보하고 보호자가 DNR에 동의한 후 가망 없는 퇴원(hopeless discharge)을 준비하는 환자의 가족(주 간호 제공자) 14명을 대상으로 실시되었다. 전체 자료수집 기간은 2002년 8월부터 2003년 5월까지였으며, 자료수집은 심층면접을 통하여 이루어졌다. 자료 분석은 내용분석법으로 분석한 결과 6개의 주제와 39개의 경험내용이 도출되었다.

연명치료 중단 결정 시 말기환자 가족의 경험은 연명치료 중단 결정시기와 연명치료 중단 결정 후로 범주화되었다. 연명치료 중단 결정시기의 경험에서는 연명치료 중단 결정요인, 결정과정, 결정 참여자가 주제로 도출되었다. 연명치료 중단 결정 후의 경험에서는 치료의 내용, 죽음수용, 예측된 상실반응의 주제가 나타났다.

연명치료 중단 결정요인은 회복가능성, 영향을 주는 요인은 고령, 고통경감, 신체손상, 의식수준, 부담감, 주변의견, 가족의 과거 경험, 환자 본인의 평소 희원이었다. 연명치료 중단 결정과정은, DNR은 의사가 먼저 권유하고 이를 가족이 수용하는 형태로 사례 모두에서 DNR 결정 동의서를 작성하였다. 가망 없는 퇴원의 경우는 의사가 먼저 권유하기도 하고 가족이 요구하기도 하였는데, 가족이 먼저 퇴원을 요구한 경우에도 의사가 먼저 퇴원 가능성에 대한 의사 표시를 한 것에서 기인하고 있다. 가족이 퇴원을 요구한 경우 퇴원 심의 팀 회의를 통하여 결정하였는데, 퇴원요구가 받아들여진 경우는 가족과 의료진의 합의하에 퇴원을 하였고, 받아들여지지 않은 경우는 계속 재원하였다.

연명치료 중단 결정 참여자는 가족과 친지들이 참여하는 것으로 나타났다. 가족합의 과정에서 환자는 철저히 배제됨을 알 수 있었는데, 14사례 중 하나의 사례에서만 딸이 아버지에게 말기라는 진단을 얘기했을 뿐이었다. 이 과정에 간호사도 참여하지 않은 것으로 나타났다. 이를 윤리의 원칙에 따라 보면, 자율성 존중의 원칙에 해당되는 것은, 환자가 자기의사를 표명하고 연명치료 중단을 결정한다. 가족이 환자의 의사를 대변할 수 있다는 가정하에 환자의 평소의 소원에 따라 연명치료를 중단한다는 것이었다. 선행의 원칙에 해당되는 것은 환자에게 사실을 말하지 않는 것을 선행이라 보고 있었고, 악행금지의 원칙에 해당되는 것은 고통경감, 신체손상을 막기 위한다는 것으로 나타났다.

연명치료 중단 결정 후에 치료내용에 대해 연명치료 중단 자체에 대하여 이것이 윤리적으로 옳은 일인가를 갈등하고, 고통경감과 생명단축 사이에서 갈등하였다. 그러면서 연명치료가 계속되고, 이를 거부하지 못해, 분노하고 갈등하고 있었다. 심지어는 기본간호도 거부하였다. 게다가 회생에 대한 막연한 기대가 죽음으로 나타나고, 의사소통의 부재로 치료의 진행 상황을 알지 못해 모든 의사결정을 의료진에게 맡긴 채 의료진을 원망하고 있었다. 연명치료 중단 결정 전후 치료내용의 변화는 없었다. 통상적 치료인 항생제 사용, 위관 영양, 주사 영양, 안정제, 진통제 모두 계속 투여되었다. 비통상적인 치료인 혈압상승제 투여, 수혈, 호흡기, 혈액투석도 모두 시행하는 것으로 나타났다. 이러한 치료를 결정하는 데 의사 외에 다른 의료진의 참여나 환자, 가족의 의견은 반영되지 않았다.

가족들은 말기 진단 후 소진되었음을 느끼면서도 할 것을 다 했다는 자기 위안을 하고, 죽음을 수용하기까지의 시간이 필요하였다고 말하였다. 가족들은 환자의 죽음을 수용하고는 환자 자신도 죽음이 임박했음을 알고 있다고 생각하면서도 환자에게 죽음에 대한 이야기를 하면서 환자와 함께 죽음을 준비하지는 못하였다. 말기라는 상황에 대해서도 치료중단이 논의되고 있다는 것에 대해서도 말을 하지 못한 상태라 죽음을 이야기하기는 더욱 어려운 것으로 보인다. 환자가 아무 준비도 못하고 죽어 가는 데 대해 죄책감을 느끼면서도 환자가 스스로 죽음을 준비하고 고통 없이 깨끗하게 존엄을 지키고 죽어 가기를 바라고 있었다. 임종을 위해 가족이 모두 모이고 환자와 함께 있을 수 있는 가족실의 필요를 느끼면서도 임종실을 사용하기는 원치 않았다. 이러한 일련의 과정에서 가족들은 의료진의 지지를 필요로 하고 이러한 지지가 없음에 실망하였다. 환자의 죽음을 수용한 후 가족들은 초조함, 한탄, 원망, 죄책감, 자기연민, 회한, 회고 등의 예측된 상실반응을 경험하였다.

2. 제언

본 연구의 결과를 바탕으로 다음과 같이 제언하고자 한다.

1) 간호연구를 위한 제언

(1) 본 연구결과에 나타난 가족의 경험 유형을 토대로 대상자를 환자 가족 이외에 간호사, 의사 등 의료인으로 확대하여 반복 연구해 볼 것을 제언한다.

(2) 본 연구는 DNR을 결정하고 가망 없는 퇴원을 앞둔 시기에 실시한 것으로 DNR 결정 전부터 사별 후까지의 기간 동안 연구해 볼 것을 제언한다.

(3) 연명치료 중단 결정시기가 예측된 상실반응이 나타날 수 있는 시기라는 이해를 통해 간호중재 방법을 개발하고 그 효과를 평가해 볼 것을 제언한다.

(4) 연명치료 중단 결정을 위한 의료진 간의 협의체인 윤리위원

회 등을 운영하고, 타 의료인과 다학제 간 팀을 구성하여 DNR 규정이나 CPR 규정을 제정하고 그 효과를 측정해 볼 것을 제언한다.

2) 간호교육을 위한 제언

(1) 연명치료 중단 결정시기가 죽음을 수용하고 예측된 상실반응이 나타나는 때라는 이해를 통해 호스피스의 교육에 반영할 것을 제언한다.
(2) 연명치료 중단의 윤리적 정당성 여부를 파악할 수 있는 능력을 키우기 위한 윤리교육을 시행할 것을 제언한다. 이를 위해 연명치료 중단의 정당성 여부를 가릴 수 있는 패러다임 사례를 개발하여 적용할 것을 제언한다.

3) 간호 실무를 위한 제언

(1) 간호사들은 고통완화, 고령, 신체손상을 근거로 치료중단을 조장, 방조하는 일이 발생하지 않도록 감시하되, 환자가 존엄을 지키고 삶에 대한 정리를 하고 죽어 갈 수 있도록 옹호자의 역할을 하여야 한다. 이를 위해 간호사들은 연명치료 중단 결정요인, 결정과정, 결정 참여자, 치료의 범위에 대하여 잘 알고 의료팀 간에, 환자 및 가족 간에 의사소통의 주체가

되어야 한다.

(2) 죽음에 대해 환자와 가족이 함께, 죽음이 인간존재의 유한성이라는 생물학적 사실을 이야기할 수 있어야 한다. 이를 위해 말기환자의 무의미한 치료에 드는 비용을 삶의 질을 향상하는 데 전환하여 사용할 수 있는 호스피스 간호에 대한 제도적 장치가 마련되도록 노력하여야 한다.

(3) 위생적 환경을 제공하고 환자를 깨끗하게 유지하여 인간의 존엄성과 위엄을 갖추고 죽음을 맞이할 수 있도록 환경조성을 하여야 한다. 이를 위해 환자가 혼자 죽어 가지 않도록 가족과 함께 있을 수 있는 임종실이나 가족실을 운영하고, 말기환자를 위한 요양기관이나 간호사가 운영하는 간호기관이 운영될 수 있도록 하여야 한다.

(4) 말기환자가 자신의 존엄성을 지키고 살 수 있도록 치료의 범위, 치료 중단의 범위 등을 환자, 가족과 협의하여 결정할 수 있어야 한다. 이를 위해 연명치료 중단에 대한 사회적 공감대가 형성되고, 윤리지침이 만들어지고, 법적 보장 위에서 연명치료 중단 제도나 윤리위원회<그림 1> 등이 운영되어야 한다.

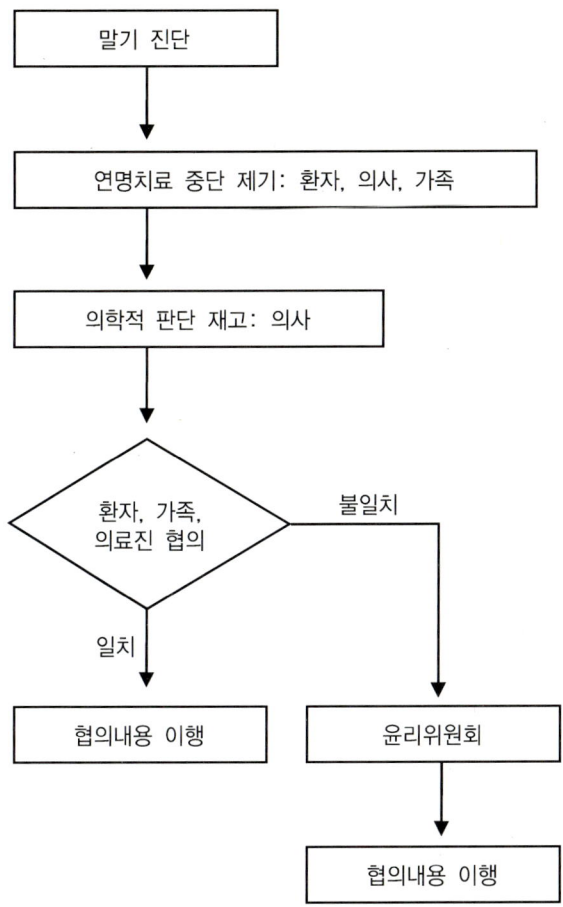

〈 그림 1 〉 말기환자의 연명치료 중단 결정 과정 및
참여자

|참고문헌|

강성례, 이병숙(2001). 임상간호사의 임종환자 간호체험. 간호행정학회
　　지, 7(2), 237-252.

고윤석(2002). 연명치료중단의 법, 정책적 대토론회. 임종환자의 연명치
　　료 중단에 대한 의료윤리학적 고찰. 대한의학회, 16-24.

구미지, 김명희(2002). 중환자실 환자의 사망관련 요인에 관한 연구-
　　APACHE Ⅲ 도구를 중심으로-. 성인간호학회지, 14(1), 93-
　　101.

김경동, 이온죽(1986). 사회조사연구방법. 서울: 박영사.

김분한, 김문실, 김홍규, 정태춘, 탁영란, 김혜령, 전미영(1999). 말기
　　암환자의 호스피스 교육 프로그램 개발 Ⅱ-죽음의식에 미치는
　　효과 검정-. 대한간호학회지, 29(3), 576-584.

김상희(1998). 암환자의 DNR(Do-Not-Resuscitate) 의사결정에 관한
　　연구. 연세대학교 석사학위 논문.

김선옥(1999). 중환자실에서 치료중단 특성분석. 연세대 보건대학원 석
　　사학위 논문.

김성렬(2001). DNR이 결정된 무의식 환자 가족의 경험에 관한 연구.
　　고려대학교 대학원 석사학위 논문.

김영훈(1999). 죽음의 미학. 서울: 시와 사회.

김윤숙(2003). DNR을 결정한 환자의 APACHE Ⅲ 점수와 다발성 장

기부전 점수. 가톨릭대학교 석사학위 논문.

김일순, 포션, N(1999). 새롭게 알아야 할 의료윤리. 서울: 현암사.

김일훈(2001). 외국에서 안락사, 존엄사의 현황. 대한 의학회 2001년 임상의학 심포지엄-안락사·존엄사에 대한 의학적 접근. 53-86.

김정희(2002). 말기환자의 치료중단 특성과 주 간호 제공자의 경험. 연세대학교 석사학위 논문.

노유자, 한성숙, 안성희, 김춘길(1995). 호스피스와 죽음. 서울: 현문사.

박노례, 윤영호, 신순애, 정은경(1999). 암환자의 사망 전 6개월의 의료비용. 한국 호스피스·완화의료학회지, 2(2), 109-113.

박석건, 정유석(1999). 병원의료윤리 위원회 운영의 경험과 교훈. 의료·윤리·교육, 2(1), 79-94.

박석춘(1991). 호스피스 자원 봉사자의 죽음 의식에 관한 연구. 고려대학교 대학원 석사학위 논문.

박연옥, 고은정, 이이형, 소의영(2001). 퇴원 심의 Task Force Team 운영분석. 의료·윤리·교육, 4(1), 31-50.

방은치, 고신옥, 정재원(1997). 중환자의 사망률 예측 인자로서 APACHE Ⅲ 점수와 다발성 장기부전 점수에 대한 평가. 대한마취과 학회지, 32(5), 754-760.

서문숙, 강화정(2001). 호스피스 자원 봉사자 교육 프로그램이 죽음의식에 미치는 효과. 간호발전 연구소, 6(1), 10-17.

손명세(1998). 치료중단의 윤리문제와 법적장치. 대한의사협회지, 41(7), 707-711.

손명세(2001). 한국에서 안락사, 존엄사의 현황과 대책. 대한의학회 2001년 임상의학 심포지엄-안락사, 존엄사에 대한 다양한 용법들과 그 문제점, 35-51.

신기수(1999). 말기환자의 치료중단 - 의료비용의 측면. 한국호스피스 · 완화의료학회지, 2(2), 161 - 171.

심인선(2002). 우리나라 노인의 직업훈련 실태와 과제. International Journal of adult education, 5(2), 23 - 41.

엄영란(1994). 말기환자 간호에서 간호사가 경험하는 윤리문제에 관한 연구: 사례분석적 접근. 서울대학교 박사학위 논문.

연세대학교 의과대학 편(1998). 의료윤리 자료집. 연세대학교 의과대학.

유호종(2002). 연명치료 중단의 정당성 근거와 조건. 의료 · 윤리 · 교육, 5(2), 151 - 168.

윤진(1988). 성인 · 노인 심리학. 서울: 중앙적성 출판사.

염창환(2001). 말기 암환자의 의료비용. 대한의사협회지, 44(9), 969 - 975.

이동익(1999). 말기환자의 치료중단 - 가톨릭 윤리신학의 측면. 한국호스피스 · 완화의료학회지, 2(2), 172 - 178.

이화여자 대학교 간호대학 간호학 연구소(1990). 임종과 간호 - 호스피스케어. 서울: 수문사, 42 - 46.

이윤성(1998). 치료중단에 관한 외국사례. 대한의사협회지, 41(7), 712 - 726.

이윤성(2001). 한국에서 안락사, 존엄사의 현황과 대책. 대한 의학회 2001년 임상의학 심포지엄 - 안락사, 존엄사에 대한 의학적 접근. 87 - 110.

이은옥, 허대석, 조명숙, 권인각, 김덕희, 정연이(1994). 말기환자의 가정간호 - 환자가족과 가정간호사를 위한 지침서 - . 서울: 현문사

장상옥(2000). 중환자실 DNR환자 가족의 경험과 DNR 결정 후 간호 및 치료의 변화. 경상대학교 대학원 석사학위 논문.

전미영(2000). 가족 사별 후의 슬픔 경험, 가족의 강인성 및 관리 자원
　　과의 관계. <u>대한간호학회지</u>, <u>30</u>(6), 1569-1579.

최영희, 강신표, 고성희, 조명옥(1992). <u>간호와 한국문화</u>. 서울: 수문사.

최재천(1999). 말기환자의 치료중단- 법적 측면. <u>한국호스피스·완화의
　　료학회지</u>, <u>2</u>(2), 154-160.

한국호스피스, 완화의료학회 편(2003). <u>편안한 임종-호스피스 안내</u>.
　　서울: 한국의학원.

홍영선, 이경식(2001). '의사윤리지침' 중 불필요한 치료중단에 대한 견
　　해. <u>한국호스피스·완화의료학회지</u>, <u>4</u>(1), 1-3.

황상익(1998). 가망없는 환자의 치료중단과 의료윤리. <u>대한의사협회지</u>,
　　<u>41</u>(7), 697-701.

허대석(1999). 말기환자의 치료중단- 의료현장에서의 접근. <u>한국호스피
　　스·완화의료학회지</u>, <u>2</u>(2), 147-153.

허대석(2001). 무의미한 치료의 중단. <u>대한 의사협회지</u>, <u>44</u>(9), 956-962.

Aries, P. 저, 이종민 역(1988). <u>죽음의 역사</u>. 서울: 동문선.

Elias, N. 저, 김수정 역(1982). <u>죽어가는 자의 고독</u>. 서울: 문학동네.

Shannon, T. A., & DiGiacomo, J. J. 저, 황경식, 김상득 역(1988). <u>생
　　의윤리학이란</u>. 서울: 서광사.

Singer, P. A. 저, 황경식, 김성동 역(1991). <u>실천윤리학</u>. 서울: 철학과
　　현실사.

McGuire, J. M.(2000). 장애를 가진 신생아의 윤리적 치료. <u>의료·윤리·
　　교육</u>, <u>3</u>(2), 211-230.

Munson, R. 저., 박석건, 정유석, 고경심, 문시영, 박동국, 박일환, 유석
　　주, 유선미, 최영희 역(2001). <u>의료문제의 윤리적 성찰</u>. 단국대

학교 출판부.

Watson, J. 저, 김명자, 정영 역(1995). 간호학-돌봄과학의 철학적 이해. 서울: 현문사.

Abbott, K. H., Sago, J. G., Breen, C. M., Abernethy, A. P., & Tulsky, J. A.(2001). Families looking back; one year after discussion of withdrawl or withholding of life-sustaining support. Crit Care Med, 29(1), 197-201.

Asch, D. A., Hansen-Flaschen, J., & Lanken, P. N.(1995). Decisions to limit or continue life-sustaining treatment by critical care physicians in the United States: conflicts between physicians' practices and patients' wishes. Am J Respir Crit Care Med, 151, 288-292.

Averill, J. R.(1968). Grief: Its nature and significance. Psychological Bulletin, 70, 721-748.

Bandman, E. L. & Bandman, B.(1995). Nursing Ethics through the Life Span. 3rd Ed. Stamford: Appleton & Lange.

Beauchamp, T. L. & Childress, J. F.(2001). Principles of Biomedical Ethics(5th ed). London: Oxford University Press.

Cogliano, J. F.(1999). The medical futility controversy: bioethical implications for the critical care nurse. Critical Care Nursing Quarterly, 22(3), 81-8, Nov.

Council on Ethical and Judicial Affairs(1992). American Medical Association. Decision near the end of life. Journal of American Medical Association.

Danis, M., Mutran, E., Garrett, J. M., Stearns, S. C., Slifkin, R. T.,

Hanson, L., Williams, J. F., & Churchill, L.R.(1996). A prospective study of the impact of patient preferences on life−sustaining treatment and hospital cost. <u>Crit Care Med. Nov</u>; <u>24</u>(11), 1811−7.

Davila, F.(1996). The impact of do−not−resuscitate and patient care category policies on CPR and ventilator support rates. <u>Arch Intern Med</u>, <u>156</u>(4), 405−8.

Davis, A. J., Liaschenko, J., Aroskar, M. A., & Drought, T. S.(1997). <u>Ethical Dilemmas and Nursing Practice</u>. Stamford: Appleton & Lange.

Duke, S.(1998). An exploration of anticipatory grief: the lived experience of people during their spouses' terminal illness and in bereavement. <u>Journal of Advanced Nursing</u>. <u>28</u>(4), 829−839.

Esteban, A., Gordo, F., Solsona, J. F., Alia, I., Caballero, J., Bouza, C., Alcala−Zamora, J., Cook, D. J., Sanches, J. M., Abizanda, R., Miro, G., Fernadez Del Cabo, M. J., de Miguel, E., Santos, J. A., & Balerdi, B.(2001). Withdrawing and withholding life support in the intensive care unit; a Spanish prospective multi−centre observational study. <u>Intensive Care Med</u>, <u>27</u>(11), 1744−9.

Evans, S. A. (1991). Critical care nursing: the ordinary is extraordinary. Heart & Lung, <u>20</u>(3), 21A−31A.

Evans, A. J.(1994). Anticipatory Grief; a theoretical challenge. <u>Palliat Med</u>, <u>8</u>(2), 159−65.

Ewer, M. S. (2001). Guest editorial. The definition of medical futility: are we trying to define the wrong term? <u>Heart &</u> <u>Lung: Journal of Acute & Critical Care</u>, <u>30</u>(1), 3−4, Jan−Feb.

Ferrand, E., Robert, R., Ingrand, P., & Lemaire, F.(2001). Withholding and withdrawal of life support in intensive−care units in France: a prospective survey. French LATAREA Group. Lancet. 6, 357(9249): 9−14.

Fried, T., van Doorn, C., O'Leary, J., & Tinetti, M.(1999). Older Persons' preference for site of terminal care. <u>Ann. Intern.</u> <u>Med</u>, <u>131</u>, 109−112.

Goris, R. J., te Boekhorst, T. P., Nuytinck, J. K., & Gimbrere, J. S.(1985). Multiple−organ failure. Generalized auto−destructive inflammation? <u>Arch Surg</u>. <u>120</u>(10), 1109−15.

Hanson, L., Danis, M., & Garrett, J.(1997). What is wrong with end− of−life care? opinions of bereaved family members. <u>J. Am</u> <u>Geriatr Soc</u>, <u>45</u>, 1339−1344.

Harris, J.(1987). QALYfying the value of life. <u>Journal of Medical</u> <u>Ethics</u>, <u>13</u>, 117−123.

Helft, P. R., Siegler, M., & Santos, J.(2000). The rise and fall of the futility movement. <u>N Engl J Med</u>, <u>343</u>, 293−6.

Holsti, O. R.(1969). <u>Content analysis for the social sciences and</u> <u>humanities</u>. U.S.A.: Addison−Wesley Publishing Company.

Jonsen, A.(1994). Intimations of futility. <u>The American Journal of</u> <u>Medicine</u>, <u>96</u>(2), 107−109.

Knaus, W. A., Wagner, D. P., Draper, E. A., Zimmerman, J. E., Bergner, M., Bastos, P. G., Sirio, C. A., Murphy, D. J.,

Lotring, T., Damiano, A., & Harrell, Jr. F. E.(1991). The APACHE III prognostic system. Risk prediction of hospital mortality for critically ill hospitalized adults. Chest, 100, 1619−1636.

Keenan, S. P, Busche, K. D., Chen, L. M., McCarthy, L., Inman, K. J., & Sibbald, W. J.(1997). A retrospective review of large cohort of patient undergoing the process of withholding or withdrawal of life support. Crit Care Med, 25(8), 1324−1331.

Lindemann, E.(1944). Symptonatology and management of acute grief. American Journal of Psychiatry, 101, 141.

Manosilapakorn, C.(2002). Ethical Dilemmas Related to end of life care of elderly persons in Thailand. George Maison University College of Nursing and Health Science Ethics Forum.

McGee, D. C., Weinacker, A. B., & Raffin, T. A.(2000). The patient's response to medical futility. Arch Intern Med, 160, 1565−1566.

Mok, E., Chan, F., Chan, V. & Yeung, E.(2002). Perception of empowerment by family caregivers of patient with a terminal illness in Hong Kong. Int J Palliat Nurs, 8(3), 137−45.

O'Brien, L. A., Grisso, J. A., Maislin, G., LaPann, K., Krotki, K. P., Greco, P. J., Siegert, E. A., Evans, L. K.(1995). Nursing home residents' preferences for life−sustaining treatments. JAMA, 274(22), 1775−9.

Parkes, C. M.(1970). The first year of bereavement: A longitudinal study of the reaction of London widows to death of husbands.

Psychiatry, 33, 444 − 467.

Pence, G. E.(2000). Classic Cases in Medical Ethics, accounts of cases that have shaped medical ethics, with philosophical, legal, and historical backgrounds(3rd Ed.), Boston: the McGraw − Hill Companies.

Rubenfeld, G. D., & Crawford, S. W.(1996). Withdrawing life support from mechanically ventilated recipients of bone marrow transplants: a case for evidence − based guidelines. Ann Intern Med, 15: 125(8): 625 − 33.

Schneiderman, L. J.(1990). Still saving the life of ethics. Hastings Cent Rep, 20(6), 22 − 4. Related Articles, Links.

Schneiderman, L. J., Faber − Langendoen, K., & Jecker, N. S.(1994). Beyond futility to an ethic of care. American Journal of Medicine, 86, 110 − 114.

Schneiderman, L. J.(1994). The futility debate: effective vs beneficial interverntion. Journal of American Geriatric Society, 42, 883 − 886.

Schneiderman, L. J.(2000). The rise and fall of the futility movement. New England Journal of medicine, 343(21), 1575 − 7.

Schneiderman, L. J., Jecker, N. S., & Jonsen, A. R.(2001). Abuse of futility. Archives of Internal Medicine, 161(1), 128 − 30.

Sharon, G. & James, P.(1992). DNR or CPR − the choice is ours. Critical Care Medicine, 20(9), 1263 − 1272.

Sherman, D. A., & Branum, K.(1995). Critical care nurses' perceptions of appropriate care of the patient with orders not to resuscitate. Heart Lung. 24(4), 321 − 9.

Shirahama, M.(1997). Disagreement among family members. Call for comments. Journal of Asian and International Bioethics, 7, 135 − 137.

Singer, P. A.(1998). Quality end − of − life care. CMAJ, 159, 159 − 62.

Simpson S. H.(1994). A study into the uses and effects of Do − Not − Resuscitate orders in the Intensive Care Units of two teaching hospitals. Intensive and Critical Nursing, 10, 12 − 22,

Sjokvist, P., Nilstun, T., Svantesson, M., & Berggren, L.(1999). Withdrawal of life support − who should decide? Differences in attitudes among the general public, nurses and physicians. Intensive Care Med, 25, 949 − 954.

Stein, M. T., Wells, R., Stephenson, S., & Schneiderman, L.J.(2001). Decision making about medical care in an adolescent with a life − threatening illness. Pediatrics, 107, 979 − 82.

Steinhauser, K. E., Clipp, E. C., McNeilly, M., Christakis, N. A., McIntyre, L., & Tulsky, J. A.(2000a). In search of a good death: observations of patient, families, and providers. Ann Intern Med, 16, 132(10), 825 − 32.

Steinhauser, K. E., Christakis, N. A., Clipp, E. C., McNeilly, M., McIntyre, L., Tulsky, J.A.(2000b). Factors considered important at the end of life by patients, family, physicians, and other care providers. JAMA, 15, 284(19), 2476 − 82.

Turner, J. S., Michell, W. L., Morgan, C.J., & Benatar, S. R.(1996). Limitation of life support: frequency and practice in a London and a Cape Town ICU. <u>Intensive Care Med</u>, <u>22</u>, 1020−1025.

Vincent, J. L.(1990). European attitudes towards ethical problems in intensive care medicine results of an ethical questionnaire. <u>Intensive Care Med</u>, <u>16</u>, 256−264. Wilson, M.(1996). Highlighting the Role of Policy in Nursing Practice through a comparison of "DNR" Policy Influences and "No CPR" Decision Influences. <u>Nursing Outlook</u>, <u>44</u>(6), 272−279.

Wood, G. G., & Martin, E.(1995). withholding and withdrawing life− support therapy in a Canadian ICU. <u>Can J Anaesth</u>, <u>15</u>(2), 242−250.

Worden, J. W.(1991). <u>Grief Counseling and Grief Therapy</u>. New York: Springer Publishing Company.

Woodward, V.(1998). Caring Patient Autonomy and the Stigma of Paternalism. <u>Journal of advanced Nursing</u>, <u>28</u>(5), 1046−1052.

부록

⟨부록 1⟩ 조사 도구

환자이름 / ID _____

조사일 / 면담일 _____

면담인(환자와의 관계) _____

Ⅰ. 연명치료 중단 환자의 특성

① 성별 / 나이: _____

② 진 료 과: _____

③ 진 단 명: _____

④ 유병기간: _____

⑤ 동의서 유무: _____

⑥ 의식상태: _____

⑦ APACHE Ⅲ점수: _____

⑧ MOF 기관 수 / 점수: _____ / _____

⑨ DNR 유지기간: _____

Ⅱ. 연명치료 중단 결정 전후 치료내용 변화

	연명치료 중단 결정 전	연명치료 중단 결정 후
혈압상승제		
호흡기 부착		
수혈		
투석		
항생제		
위관영양		
주사영양		
안정제		
진통제		

〈부록 2〉 APACHE Ⅲ score Check List

1. Vital signs and Laboratory Tests (measurement :   )

	8 ≤39		5 40 – 49		0 pulse 50 – 99 / min	1 100 – 109	5 110 – 119	7 120 – 129	9 130 – 139	13 140 – 154	17 ≥155
23 ≤39	15 40 – 59	7 60 – 69	6 70 – 79		* 0 Mean BP 80 – 99	4 100 – 119		7 120 – 129	9 130 – 139	10 ≥140	
20 ≤32.9	16 33 – 33.4	13 33.5 – 33.9	8 34 – 34.9	2 35 – 35.9	0 BT 36 – 39.9℃	4 ≥40					
17 ≤5	8 6 – 11	7 12 – 13			** 0 Respiratory rate 14 – 24	6 25 – 34		9 35 – 39		11 40 – 49	18 ≥50
15 ≤49		5 50 – 69	2 70 – 79		† 0 PaO2 ≥80mmHg						
					† 0 AaDO2 〈 100			7 100 – 249	9 250 – 349	11 350 – 499	14 ≥500
		3 ≤40.9			0 Hct 41 – 49%	3 ≥50					
19 〈 1.0		5 1.0 – 2.9			0 WBC 3.0 – 19.9	1 20 – 24.9		5 ≥25			
			3 〈 43 ≤0.4		‡ 0 Cr S ARF 44 – 132μm / dL 0.5 – 1.4 mg / dL	4 133 – 171 1.5 – 1.94				7 ≥172 ≥1.95	
					‡ 0 Cr c ARF 0 – 132 mol / dL 0 – 1.4mg / dL	10 ≥133 ≥1.5					

15 ≤399	8 400–599	7 600–899	5 900–1499	4 1500–1999	U/O 0 2000–3999 cc/day	1 ≥4000		
					0 BUN ≤6.1mmol/L ≤16.9 mg/dL	2 6.2–7.1 17–19	7 7.2–14.3 20–39	11 14.4–28.5 40–79	12 ≥28.6 ≥80
	3 ≤119 ≤119		2 120–134 120–134		0 sodium 135–154mmol/L 135–154meq/L	4 ≥155 ≥155		
11 ≤19 ≤1.9	6 20–24 2.0–2.4				0 alb 25–44g/L 2.5–4.4g/dL	4 ≥45 ≥4.5		
					0 Bil ≤34μm/L ≤1.9mg/dL	5 35–51 2.0–2.9	6 52–85 3.0–4.9	16 ≥136 ≥8.0
§ 8 ≤2.1 ≤39	9 2.2–3.3 40–59				0 glucose 3.4–11.1 mmol/dL 60–199mg/dL	3 11.2–19.3 200–349	5 ≥19.4 ≥350	

2. Neurologic Abnormalities (measurement:)

* Eyes open spontaneously or to painful / verbal stimulation				
verbal motor	oriented converses	confused conversation	Inappropriate words and incomprehensible sounds	No response
Obeys verbal command	0(Alert)	3(Confusion)	10	15
Localizes pain	3	8(Drowsy)	13	15(Deep Drowsy)
Flexion withdrawal / decorticate rigidity	3	13	24	24 (stupor)
Decerebrate rigidity / no response	3	13	29	29

* Eyes open spontaneously or to painful / verbal stimulation				
verbal motor	oriented converses	confused conversation	Inappropriate words and incomprehensible sounds	No response
Obeys verbal command				16
Localizes pain				16
Flexion withdrawal / decorticate rigidity			24	33 (Semi Coma)
Decerebrate rigidity / no response			29	48 (Coma)

3. Acid Base Abnormalities (measurement:)

pH \ PCO₂	‹ 25	25‹29	30‹34	35‹39	40‹44	15‹49	50‹54	55‹59	≥60
‹ 7.14			12					4	
7.15 ‹ 7.19									
7.20 ‹ 7.24	9			6		3		2	
7.25 ‹ 7.29									
7.30 ‹ 7.34							1		
7.35 ‹ 7.39				0			1		
7.40 ‹ 7.44	5								
7.45 ‹ 7.49			0	2					
7.50 ‹ 7.54		3				12			
7.55 ‹ 7.59									
7.60 ‹ 7.64	0								
≥ 7.65									

4. Age and Chronic Health Evaluation (measurement:)

Age, yr	Points	Co − morbid condition*	Points
≤44	0	AIDS	23
45 − 59	5	Hepatic failure	16
60 − 64	11	Lymphoma	13
65 − 69	13	Metastatic cancer	11
70 − 74	16	Leukemia / multiple myeloma	10
75 − 84	17	Immunosuppression	10
≥85	24	Cirrhosis	4

* exclauded for elective surgery patients

⟨ 부록 3 ⟩ MOF(Multiple Organ Failure)

Organ System	MOF Score	
	1	2
Pulmonary	Mechanical ventilation with PEEP ≤ 10 cmH2O, FiO2 ≤ 0.4	Mechanical ventilation with PEEP > 10 cmH2O, FiO2 > 0.4
Cardiac	Hypotension > 100 mmHg :dopamine ≤ 10 μg / kg / min nitroglycerin ≤ 20 μg / kg / min	Hypotension ≤ 100 mmHg :dopamine ≤ 10μg / kg / min nitroglycerin > 20 μg / kg / min
Renal	Serum Creatinine ≥ 2 mg / dL (≥ 176.8 μgol / L)	Dialysis
Hepatic	6mg / dL ≤ Serum bilirubin ≥ 2mg / dL (≥ 34.2 μgol / L) or SGOT ≥ 25 U / L	Serum bilirubin ≥ 6 mg / dL (≥ 102.6 μgol / L) or SGOT ≥ 50 U / L
Hematologic	Platelet < 50 × 109 cells / L and / or WBCs ≥ 30 × 109 cells / L	Disseminated intravascular coagulation; WBCs < 2.5 × 109 cells / L or ≥ 60 × 109 cells / L
Gastro - intestinal	Acalculous cholecystitis Stress ulcer	Perforated gallbladder Bleeding from ulcer > 2 units of blood / 24hours : necrotizing enterocolitis : pancreatitis
Central nervous	Diminished responsiveness	Severely disturbed responsiveness and / or diffuse neuropathy

MOF score is total of seven organ failure scores, with maximum of 14 points.
MOF Score 0: no failure
MOF Score 1: moderate failure
MOF Score 2: Severe failure

〈부록 4〉 연구 참여 동의서

상기 본인은 (   )이라는 연구의 목적을 충분히 이해하고, 참여자의 권리를 설명하는 아래 사항을 충분히 이해한 후, 연구에 필요한 본인의 경험을 연구자에게 제공할 것을 동의합니다.

- 나는 본 연구가 (   )에 관한 연구임을 알고 있다.
- 나는 본 연구가 본인과 기관 또는 진료 팀의 명예를 손상시키거나 어떠한 불이익도 주지 않을 것으로 알고 있다.
- 나는 모든 연구과정이 익명으로 처리될 것으로 알고 있다.
- 나는 본인과의 면담내용이 외부로 유출되지 않음을 보장받고 연구에 참여한다.
- 나는 외부강압에 의하지 않고 자발적으로 연구에 참여할 것을 결정하였다.
- 나는 연구 참여를 중단하고 싶을 때 언제든지 그만둘 수 있다.
- 나는 면담 시 이야기하고 싶지 않은 것은 이야기하지 않아도 된다.
- 나는 면담내용이 연구목적으로만 활용될 것으로 알고 있다.
- 나는 질문이 있을 때 연락을 취할 수 있는 연구자의 연락처를 알고 있다.

(연구자 이름: 직장전화번호:).

2002. . .

성명: _____

(실명 표기를 원치 않으시면 가명으로 표기하여 주시기 바랍니다)

· 저자 ·

박연옥 　　**·약 력·**

　　　　　1979. 2, 연세대학교 간호대학 간호학과 졸업
　　　　　1993. 8, 연세대학교 본대학원 간호학과 석사 학위 취득
　　　　　2003. 8, 연세대학교 본대학원 간호학과 박사 학위 취득

　　　　　1993. 12부터, 아주대학교 병원 근무
　　　　　　　　　　　　인력교육팀장, QI팀 과장, 간호행정교육팀장 역임
　　　　　2008. 5 현재, 아주대학교 병원 병동간호 1팀장 근무 중

　　　　·주요논저·

　　　　「말기환자의 연명치료중단에 대한 간호사의 인식도」(2004),
　　　　　한국의료윤리교육학회지 제7권 제2호
　　　　「말기환자의 연명치료 중단에 대한 생명윤리적 고찰」(2004),
　　　　　간호학탐구 제13권 제1호
　　　　「간호사와 환자가 인지하는 환자존중 비교연구」(2006),
　　　　　한국의료윤리교육학회지 제9권 제2호

　● 연명치료 중단을 결정한 말기환자 가족의 경험

　　· 초판 인쇄　│　2008년 12월 5일
　　· 초판 발행　│　2008년 12월 5일

　　· 지 은 이　│　박연옥
　　· 펴 낸 이　│　채종준
　　· 펴 낸 곳　│　한국학술정보㈜
　　　　　　　　　경기도 파주시 교하읍 문발리 513-5
　　　　　　　　　파주출판문화정보산업단지
　　　　　　　　　전화　031) 908-3181(대표)·팩스　031) 908-3189
　　　　　　　　　홈페이지　http://www.kstudy.com
　　　　　　　　　e-mail(출판사업부)　publish@kstudy.com
　　· 등　　록　│　제일산-115호(2000. 6. 19)
　　· 가　　격　│　20,000원

　　　ISBN　978-89-534-7539-7　93510 (Paper Book)
　　　　　　　978-89-534-7540-3　98510 (e-Book)